YIXUE JIAOYU JIAOXUE FANGFA
YANJIU YU SHIJIAN

医学教育教学方法

—— 研究与实践 ——

王淑珍　主编

PBL RBL LBL
TBL CBL ReBL

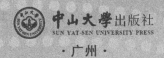
中山大学出版社
SUN YAT-SEN UNIVERSITY PRESS

·广州·

图书在版编目（CIP）数据

医学教育教学方法研究与实践/王淑珍主编 . —广州：中山大学出版社，2024.1
ISBN 978 - 7 - 306 - 07737 - 0

Ⅰ.①医… Ⅱ.①王… Ⅲ.①医学教育—教学研究 Ⅳ.①R -4

中国国家版本馆 CIP 数据核字（2023）第 028071 号

出 版 人：王天琪
策划编辑：鲁佳慧
责任编辑：罗永梅
封面设计：曾 斌
责任校对：袁双艳
责任技编：靳晓虹
出版发行：中山大学出版社
电 话：编辑部 020 - 84110283，84113349，84111997，84110779，84110776
　　　　 发行部 020 - 84111998，84111981，84111160
地 址：广州市新港西路 135 号
邮 编：510275 传 真：020 - 84036565
网 址：http：//www. zsup. com. cn E-mail：zdcbs@ mail. sysu. edu. cn
印 刷 者：广州方迪数字印刷有限公司
规 格：787mm×1092mm 1/16 11 印张 265 千字
版次印次：2024 年 1 月第 1 版 2024 年 1 月第 1 次印刷
定 价：58.00 元

本书编委会

主　　审：王庭槐（中山大学）

主　　编：王淑珍（中山大学）

副 主 编：邵　丽（广西医科大学）

参编人员：郑龙飞（中山大学）

　　　　　卿　平（四川大学）

　　　　　厉　岩（华中科技大学）

　　　　　柳　亮（广西医科大学）

前　言

　　医学教育培养人才的任务主要是通过教学实践来完成的。在整个教学过程中，教师需要借助一定的教学方法才能实现教学计划、教学大纲和教材中所提出的教学目标。因此，教学方法在教学过程中具有重要意义，是教学过程中不可或缺的组成部分。

　　出版一本专门介绍我国医学教育教学方法的专著，这个想法由来已久，但总是由于各种原因无法开始。2018年，教育部和国家卫生健康委员会为了给政府提供一份带有政策建议、基于我国现有医学教育各质量要素的基本判断及反映医学教育改革发展质量状况的医学教育报告，组织了全国20多所院校的40多名专家，于北京召开《中国医学教育发展报告》（以下简称《发展报告》）课题启动会。《发展报告》不仅是一份客观反映我国医学教育发展真实状况的报告，也是一个让国内外同行对中国医学教育的质量更加客观公正评价的官方窗口，希望该报告起到对外是宣传、对内是导向的作用。《发展报告》的第三部分聚焦我国医学教育过程的16个质量要素，阐明现状特点、历史变化、热点问题等。本人有幸受邀参加教学方法部分的撰写。

　　在查阅了全国医学教育中心推荐的一系列重要经典书籍、做了国内主要医学院校的师生问卷调研，以及完成了主要的参考文献阅读后，我们进行了多轮研讨，最终形成本书。本书第一编介绍了我国医学教育教学方法的发展，并对目前几种主要的医学教育教学方法（如讲授式教学法、以问题为基础的教学法、以团队为基础的教学法、情景教学法等）的发展轨迹与现状进行了总结。本书第二编则分别从我国医学教育教学方法的发展历程、教学设计、效果评价等方面介绍了几种主要的教学方法，并对其进行了比对和分析。为了让广大教师和管理者更深入地了解各类教学方法的具体实施，本书第三编和第四编介绍了部分院校实施各类教学方法的典型案例，分享了相关人员对相关教学方法的反思和感悟。在此对提供案例和分享感悟的同行表示由衷的感谢！另外，针对目前大家最感兴趣的以问题为基础的教学法、以团队为基础的教学法，本书还介绍了相关的编写指南和入门必须了解的原则及问题39项。

本人于 2015 年在东南大学出版社出版的《以团队为基础的学习（TBL）：医学教育中的实践与探索》，受到了复旦大学、浙江大学等高校同行们的一致赞誉，他们称该书为国内医学教育同行开启了步入以团队为基础的教学法的大门，希望能再次出版。2018 年，我们以该书为项目申报了教学成果奖，并获得了国家级教学成果二等奖。应国内同行的盛情相邀，在本书中我们将再次分享之前的以团队为基础的教学法本土化的整体设计方案、校内实施流程和升级后的经典案例等，这也响应了国家教学成果奖应发挥辐射和带动作用、提升整体教育质量的要求。

社会的发展对人才培养质量不断提出新要求，现代科学技术的飞速进步使教学方法和手段日益更新，教育教学理论也在不断深入和创新，这些都将促进教学方法不断变化和发展。其发展的主要趋势之一就是由以教师为中心、以讲授知识为核心，逐步向以学生为中心、以培养能力为核心转变。因此，在这个教与学不断创新发展的过程中，教学管理者如何始终保持学习之心，围绕以提升学生综合能力为目标，以发挥学生在学习过程中的自主性、能动性为原则，将最新的国家政策要求、专业人才培养要求与教师的教育教学实践和学生的各项学习活动统一起来，是需要不断思考的首要问题。

感谢大连大学嵇志红老师。

由于水平有限，编者对于各种教学方法的理解和实践可能不够全面和深刻，因此本书难免有不足和错漏之处，敬请各位读者批评指正。

王淑珍于中山大学

2023 年 6 月 26 日

· 目　录 ·

第三编　我国医学教育教学方法的典型案例

第四编　我国医学教育教学方法的反思与分享

第一编　我国医学教育教学方法的
发展轨迹与现状

　　"方法"一词源于希腊文，是"路径"的意思，可解释为"途径""手段"。在整个教学过程中，教师必须借助一定的方法才能实现教学目标和任务。因此，在确定了教学目标后，教学方法就成为能否达到目标的决定性因素。教学方法在教学过程中至关重要，是教学过程中不可或缺的组成部分。教学方法有广义和狭义之分。

　　广义的教育教学方法是随着人类社会的产生而形成的。一旦有了人，就有了教育，也就有了教育的方法。父母需要采用适当的方法将自己的人生经验、生存技能、生活经验甚至工作技能传授给自己的子女，还需要采用某些特定的方法向子女传授人生准则和做人的原则。可以说在任何人之间，都可能有各种各样的特定的方式进行交流，这些都涉及教育、教学的方法问题。因此，广义而言，教育教学方法是教的一方与学的一方之间相互联系、作用的方式，并通过这种联系和作用，使前者对后者进行知识、技能等内容的传授。

　　狭义的教学方法是随着学校教育的形成，教师与学生有了明确的分工和定位后才形成的，随着学校教育的发展而发展。狭义的教育教学方法是在教学过程中教师和学生为完成教学任务所采用的工作方法和学习方法的总称，是教师给学生传授并指导学生掌握知识和技能、培养学生健康成长的方式。

　　医学教育教学方法也有广义和狭义之分。广义的医学教学方法是指在医学领域中，任何教的一方对学的一方进行知识传授和培训的各种形式，包括在医学院和医院的各个场所，通常是高年资的医生向较低年资的各级医生进行的各种教学活动。狭义的医学教学方法可以描述为医学院校教师为完成特定的教学任务、培养合格的临床医生，根据课程内容的要求所采用的各种教学手段。通过教与学的互动，向医学生传授作为临床医生所必须具备的知识、技能和职业素质等。

第一章 发展轨迹与现状

　　社会发展对医学人才的质量提出了更高的要求，现代科学技术的飞速进步使教学手段日益更新和丰富，加上教育教学理论的不断深入和创新，均促成了医学教学方法的不断革新和发展。与其他领域的教学方法相比，医学教学方法因医学的特殊性而有其特点。到目前为止，国内外尚未形成完全一致的医学教学方法的定义，特别是在教育思想观念不断更新、新的教育模式和教学方法不断涌现的今天，很难给医学教学方法一个统一的定义。

　　教学方法关系到教学的效率，是教育教学改革的核心之一。因此，国内外教育工作者对教学方法的研究、创新和发展都给予了很大的关注，也投入了很大的精力。

　　教学方法受到社会、文化及技术发展等因素的影响，在不同的历史时期呈现出不同的特色和发展趋势。总体上看，教学方法呈现出由"以教师为中心、以讲授知识为核心"，逐步转向"以学生为中心、以培养能力为核心"的变革趋势；以提升学生综合能力为目标，着重提升学生在学习过程中的自主性与能动性。

第一节　发展轨迹

一、教学方法的历史演变

　　在原始社会，没有教学的组织形式，没有教师和学生的概念，也没有教与学的分工。但教育是人类区别于动物的根本特征之一。有教育就必然有教学活动，即使是最原始、朴素的教学活动，也必然存在某种形式的教学方法。当时的教学目的只是在极低水平上改进人们的生产和生活方式，教学的方法是成年人或年长者将自己生活中的经验向年轻者进行口头传授和动作示范。

　　在奴隶社会，社会出现了阶级，也就有了奴隶主阶级所垄断的教育。当时的教学目的是培养奴隶主阶级需要的各种统治人才，教学内容是"礼、乐、射、御、书、数"，即"六艺"；教学方法主要是口头灌输式教学方法，学习方法主要是背诵。

　　在封建社会，封建地主阶级为了培养其所需要的"士""君子"，教学内容以"四书五经"为主,主要是灌输式的教学方法。两千多年前,孔子开创了讲授式、背诵式教学方法,在此基础上形成并发展了在我国教育发展史上占有重要地位的私塾教育。在教学实践中,也积累了一些教学方法,如讲解、问答、读书、辩论等。

到了资本主义社会,由于生产力的发展和科学技术的进步,社会对人才需要的提升,教学方法有了很大的发展,如出现了演示、实验、实习等新的教学方法。

从上述教学方法的历史演变中,我们可以得出以下结论:①教学方法受教学目的和教学内容制约。②教学方法随着社会的发展和科学技术的进步而不断发展。

教学方法有其特殊性:一是育人性。一般的工作是对事物的处理,而教学工作的双方都是具有主观能动性的人,教学工作具有育人的特殊性。教学方法的效果也取决于教的一方和学的一方。二是制约性。不同的教学目的和教学内容要求使用与之相应的教学方法,如传授知识为主的教学内容,就采用讲授的方法;而使学习者掌握技能、技巧为主的教学内容,则采用能进行操作练习的方法。三是多样性。因为教学目的、任务和内容的多样性,教学方法也必然是多种多样的。四是局限性。每一种教学方法都有其所长,也有其所短。甚至从某种角度看是其优越性的方面,从另一角度看则可能是其不足。在实际应用时,任何教学方法的使用都是有条件的。五是变化和发展性。教学方法总是随着人类生产力和科学技术的发展而变化和更新。

教学方法的创新和发展与生产力、科学技术的发展息息相关。在过去的几十年里,科学技术飞速发展,现代技术直接用于教学,使教学方法发生了很大变化。从 20 世纪50 年代的录音、录像等视听教具的应用,到近 20 年计算机时代的传媒技术、远程教学、模拟教学等,教学方法发生了一次又一次的巨大变革。21 世纪,科学技术迅猛发展,我们不难预测:在将来,教学方法还会有令人震惊的创举。

二、医学教学方法的形成与发展

医学教学方法是随着医学的发展而发展起来的。我国的医学教学经历了漫长的发展过程。

古代的中医教学主要是家传、师徒式的教学模式,学生跟着当医生的上辈或师傅边干边学。之后才有班级式的讲授教学和背诵式教学。19 世纪末,西方医学传到中国,随后逐渐建立起现代意义的医学院,开始了西医的教学。新中国成立以后,中国引进了苏联的医学教学经验,医学教学采用以传授、灌输知识为主的教学方法体系。20 世纪80 年代以来,随着我国改革开放在各个领域的不断深入,医学教学也不断改革和创新,涌现出启发式教学、讨论式案例教学、视听教学、综合式教学、技能培训教学等。20世纪 90 年代还出现了标准化病人(standardized patients,SP)教学、计算机辅助教学、模拟教学等。

近年来,随着我国社会经济的快速发展,人民群众对医疗服务和健康保健要求的逐步提高,医学的发展及不断涌现的医疗领域新成果使医学教育面临着更大更多的挑战,这促使医学教育在加强传统实践技能训练的基础上,进一步加强素质教育、创新教育等,相应的医学教学方法也呈现了多样化发展。

国外医学教育的形成和发展过程与我国的情况很相似。在漫长的中世纪,近现代西方医学建立之前，医学多由巫医主宰，谈不上有医学教学方法。公元1137年，蒙彼利埃（Montpellier）医学院建立。它开始以学校教学的形式来培育医生，将当时人们观察和总结的医学知识进行传授。虽然当时讲授的内容远没有今天的医学教学所传授的知识系统与全面，但它的出现足以证明：在那个时期，人们就已经认识到医学领域的博大精深，需要有专业人员来在特定的环境下以特定的方法来进行研究和传授。18世纪，德国有了大学医学院建制的医学教育，英国有了以医院为基础的医学教育，现代的医学教学方法逐渐开始出现。1910年，以Flexner为代表的医学教育专家及关心医学教育事业的有识之士确立了现代美国医学教育体系，奠定了现代美国医学教育体系的基础，美国从此有了正规的医学院，课堂讲授和实验实践教学方法成为主流。在这之前，其医学教育主要采用师徒式教学方法。随着社会经济和医学教育的不断发展，美国各医学院深入研究，并不断创造和采用新的教学方法。在美国医学院协会（Association of American Medical Colleges，AAMC）年会上，每年都有专门的医学教学方法研究与改革的新成果专题展示会。例如，将心理学、行为科学理论、计算机技术和信息技术引入医学教育中，创造了标准化病人教学、计算机辅助教学、远程教学、各种材料的模拟教学，采用以问题为基础的教学法（problem-based learning，PBL）、以案例为基础的教学法（case-based learning，CBL）等，在具体方法上，更多地采用小组讨论式教学等。

三、新中国成立后，我国医学教育教学方法的发展

新中国成立后，我国医学教育教学方法的发展可分3个时期。

（一）1949—1977年

新中国成立初期，我国效仿苏联的高等教育模式。苏联模式的教学方法强调教师的教学权威，同时受到我国传统教育时期"师带徒"模式的影响，我国的医学教育与其他学科教育一样，形成了以传授、灌输知识为主的教育模式和教学方法体系。

1954年，我国召开第一届全国高等医学教育会议，落实各医药院校在教学制度、教学内容、教学方法等方面学习苏联模式，实行教育教学改革；通过大规模、全方位地学习苏联医学教育的经验，来推动我国医学教育事业的发展。各院校在教学方法实践上参照苏联凯洛夫的《教育学》，以教为主，重视教师的课堂讲授效果。从基础课程到专业课程，基本上都基于苏联模式选用教学大纲和教材。

1958年，党的八届二中全会提出"鼓足干劲、力争上游、多快好省地建设社会主义"的总路线。在教育战线上，实施"教育大革命"，各高等医学教育院校和其他高校普遍实行半工半读、半农半读的教育制度。通过到工厂和农村参加体力劳动、开展结合专业的劳动、组织服务性劳动等多种形式，着力培养"又红又专、能治能防、一专多能、身体健康的卫生战线上的劳动者"。当时，中山医学院还明确将劳动课列为教育计划中的必修课，合理安排学习、劳动、休息的时间，增设"卫生保健常识"和"临床医学概论"两门课程。在教学方法上，遵循教师的启发诱导与学生的独立思考和独立学习相结合的原则，遵循实践—理论—实践原则，边教边学边做。生产实习方面采取单科或双科轮回的方法。中山医学院在教育改革中还强调：坚决贯彻医学教育与祖国医学相结合，与除"四害"、讲卫生、消灭疾病的群众运动相结合，并大力向前沿、尖端科学

进军，为该时期建立一个完整的社会主义医学教育体系提供了创新性的试验和模式。

1960年，医学教育开始推行"一条龙"综合教学，即强调形态与机能、生理与病理、基础与临床的密切结合。1966—1976年，高等教育受时局影响，在当时提倡"实际需要什么讲什么，什么时候需要什么时候讲，见到什么讲什么"的环境下，强调以病为纲、一条龙教学的医学教学方法，这种医学方法过于强调临床实践技能的掌握，忽视了理论知识的系统学习。在此期间，教师在教学上的主导地位被挑战甚至否定，师生互动关系发生了改变，正常教学过程遭到破坏。

总体而言，新中国成立后，我国医学教育以苏联为模板，在学习和摸索中试图建立符合中国特色社会主义建设需求的现代医学教育体系，但这一过程充满曲折。在前期，医学教育遵循以教为主、突出教师权威的教学模式。虽然这种方法有助于医学生熟记基本的理论知识，建立相对牢固的知识基础，但不利于学生发挥学习自主性，不利于学生对知识进行深入理解、灵活应用及突破创新，影响其在未来临床实践中的发展后劲。在后期，医学教育转向经验主义模式，提出"一条龙"综合教学法，其虽加强了理论与实践的结合，但教学模式相对激进，违背了客观的医学教育规律，对医学教育产生了较大的消极影响。

（二）1978—1999年

1978年，教育部门对高等医学教育进行了全面的治理整顿和深化改革，出台了《全国重点高等学校暂行工作条例（试行草案）》（即"新高教六十条"）。1980年，修订了《全国高等医学教育事业发展规划（草稿）》和《关于高等医药院校专业设置和专业调整意见（草稿）》等一系列规章制度、政策文件，高等医学教育培养秩序得以重建并恢复，医学教育迎来了新的发展机遇。

在一系列医学教育改革政策的倡导下，为提高医学生的培养质量，少数有条件的医学院校开始尝试精讲多练法、学导式教学、以临床问题为引导的教学等，强调学生自主学习能力提升的教学方法逐步出现在课堂中。20世纪80年代末，湖南医科大学在教学改革中把培养能力作为不同层次教学的一项根本要求，主要培养学生的自学能力、动手能力、综合运用所学知识独立思考和分析问题的能力。因此，学校加强实践教学环节，而且主张在不同的教学阶段采取不同的教学方法：在基础教学阶段，强调实验课教学，教师只讲授实验设计基本原理，要求学生根据实验目的自主设计和完成实验；在临床教学阶段，大多数临床课实行学导式、自学式、讨论式、精讲式教学。对比试验研究表明，强调自学的教学班与以讲授为主的教学班在学业成绩上没有显著差异，说明在教师指导下组织学生自习是可行的，而且有利于培养学生的自学能力和运用知识的能力。但一些医学院校的调查也显示，学生对这些自学为主的教学方法心理能力适应不足，而且部分学生反馈对知识掌握不够深入。

总体而言，20世纪八九十年代是我国医学教育恢复和改革的新时期。在此期间，医学教育教学方法取得了较好的发展。不少医学教育工作者开始意识到，合格的医学生不仅要掌握医学知识，还需要具备自主学习和运用知识的能力，少数有条件的医学院校开始探索有助于提升学生自主学习能力的教学方法。但由于教学硬件设施、教师教学技能、学生适应能力等因素的局限，教学方法的探索多停留在课堂上"教师少讲，学生多学"的层面，没有结合整个教育模式及课程的综合改革，尚未形成系统多元的医学教学方法体系。

（三）2000—2018 年

21 世纪，中国高等教育事业改革不断向前推进，走向深入。2001 年，卫生部、教育部印发了《中国医学教育改革和发展纲要》（以下简称《纲要》）。《纲要》指出，21世纪，中国加入世界贸易组织后，医学教育面临着国际化进程加快、生命科学迅猛发展、卫生服务供应与需求深刻变革的机遇与挑战。这对我国医学院校的教育教学尤其是教学方法提出了新要求。另外，随着国际医学教学交流与合作的日益频繁、医学教育标准的国际化，国外先进的医学教育理念和教学方法也为我国医学教学改革提供了可资借鉴的方向和经验：从以教师为中心、学生被动式学习逐渐向以学生为中心、学生主动式学习的教学方法理念转变。在这一方法理念指导下，以问题为基础的教学法（PBL）、以案例为基础的教学法（CBL）、以团队为基础的教学法（team-based learning，TBL）等多样化的自主学习或研讨式学习逐步进入国内医学院校。其中，最典型和最受热议的为 PBL。

2008 年 7 月，中国医科大学承办了第七届亚太地区国际 PBL 研讨会，共有 58 所医学院校的代表参加会议并做交流发言。国内医学院校的 PBL 主要为以下 3 种形式：第一种是单一型 PBL，使用范围仅局限在 1～2 门课程，这种形式借鉴了 PBL 小组讨论、案例学习的理念和方法，是国内大多数院校所采取的形式；第二种是混合型 PBL，其特点是将 PBL 与以授课为基础的教学法（lecture-based learning，LBL）有机地结合起来，PBL 集中在临床医学阶段，着重培养医学生分析问题和解决问题的能力；第三种是学科整合型的 PBL，PBL 作为以器官系统为基础的整合课程的有机组成部分，从理论上更符合 PBL 理念，但对教学设计和操作也提出更高的要求。

部分医学院校将多样化的教学方法融入教学改革中。四川大学华西医学中心在八年制医学教育中对独立开设 PBL 课程做出了探索和实践。20 世纪 90 年代，四川大学华西医学中心派出教师到北美医学院校学习 PBL，在部分医学课程展开初步实践，在设立八年制医学教育后，于 2006 年初步建立 PBL 课程体系。他们将 PBL 的运用目标定位于方法和技能训练，重在解决问题的过程，而非其专业知识和内容本身。这种"独立设课、少量病案、持续多学期"的模式有利于调动和优化有限的教学资源，具有较强的可操作性。实践过程中，医学生在校期间的学习能力得到提升，学生在未来的医师生涯中必要的职业能力也得到培育。

上海交通大学医学院于 2008 年开始构建以提升学生综合能力为核心的 PRICE 教育理念与模式，其中，P 为以问题为基础的学习，R 为以研究为基础的学习，I 为器官系统整合式课程，C 为以临床实践为基础的学习，E 为系统综合考评体系。在基础学习阶段，以临床问题为导向，按器官和系统整合基础医学各学科；在临床学习阶段，以循证医学为指导，以临床病例为导向，融入基础医学理论与技能，整合不同临床学科内容。这一模式以培养医学生综合能力为目标，根据不同教学阶段的要求和学生能力水平，采用独具特色的教学方法，形成综合性、多样化的教学方法体系。

2019 年，中山大学医科（中山大学中山医学院前身）率先在国内引入 TBL，从学生团队组建、作业任务布置、教案编写、课堂控制、教学效果评估等方面做出精细的布置，于2012年完成主体方案。经过近10年的探索，中山大学中山医学院已经形成了较为完善的TBL教学方案、科学的学习成绩评价体系，广泛覆盖医学学科课程的多个环节的教学。多年实践证明，TBL促进了课堂师生之间、学生之间的互动，有效提升了学生的学习主动性，培养了学生的团队协作能力和分享意识，提升了学生理解运用知识、加强基础联系临床的能力。该成果获第八届国家级教学成果二等奖。

总体而言，进入21世纪，我国医学教学教育面临新的挑战，也迎来了新的机遇。这一时期，我国医学院校教学方法改革以国际医学教育标准为导向，借鉴国外先进的教学经验，探索构建符合本土需求的教学方法体系。在教学方法实践上，以学生为中心的多元教学方法改变了传统单一的讲授式教学。此外，有实力的医学院校在医学教育上经过长时间的改革、探索和完善，为其他医学院校在教学方法改革上树立了典范。

第二节 发展现状

新中国成立以来，我国医学教育历经70多年的探索，遇到不少坎坷，但在一次次的挑战和机遇面前，也得到了进一步的发展，为我国医疗卫生事业的进步提供了坚实的支持。如今，我国医学教育又站在了新阶段的起点。2018年10月发布的《教育部 国家卫生健康委员会 国家中医药管理局关于加强医教协同实施卓越医生教育培养计划2.0的意见》（以下简称《意见》）。强调要推进以胜任力为导向的教育教学改革。

根据《意见》要求，未来的医学教学方法改革应着重于两点：第一，加快推进现代信息技术与医学教育教学的深度融合，打造"互联网＋医学教育"。这意味着，一方面，要在远程教学、模拟仿真教学、网络信息交互式平台、移动学习平台等先进教学手段建设方面加大资源投入；另一方面，教师需要转变教学理念，积极适应互联网辅助下的教学，同时学生也需要增强自主学习的意识和能力，善于利用互联网平台，广泛获取知识、深入理解知识、有效运用知识。第二，深入推进以学生自主学习为导向的教学方式改革，开展基于器官系统的整合式教学，基于案例和问题的小组讨论式教学，完善以能力提升为导向的形成性评价和终结性评价。因此，各大医学院校应在教学实践中贯彻以教师为主导、以学生为中心的理念，根据不同教学阶段和培养层次，综合应用多种教学方法，构建与教学内容相协调的教学方法体系和医学生能力考核体系，在教学方法的理念上形成共识，教学方法呈现多样性，教学方法的研究也取得丰富的成果。

一、教学方法理念形成共识

当今医学教育的人才培养目标，不仅要求医学生掌握医学基础理论、基本知识及基本技能，还需要医学生具有终身学习的能力、批判思维能力、创新能力及解决实际问题能力等。为实现这一培养目标，以学生为中心的教学方法理念已经成为医学教育管理部门、医学院校及医学教育者的共识。2009 年,《教育部 卫生部关于加强医学教育工作提高医学教育质量的若干意见》明确提出"建立以学生为中心的自主学习模式,确立学生在教学中的主体地位,着力推进教学方法的改革与实践,加强学生终身学习能力、批判性思维能力和创新能力的培养"。随着医教协同的深化和医学教育改革的推进,中央和地方在推进医学教育改革与发展的意见中,秉承以学生为中心的理念,对教学方法的改革给出更具体的要求。2017 年,《国务院办公厅关于深化医教协同进一步推进医学教育改革与发展的意见》强调,"鼓励探索开展基于器官/系统的整合式教学和基于问题的小组讨论式的教学"。2018 年,多个省份(如广东省、福建省、浙江省等)的政府部门都将整合式教学和基于问题的小组讨论式教学写入实施意见或方案中。这说明,以学生为中心的教学方法理念已不局限于某几所医学院校,而被我国医学教育界广泛接受。这种理念共识,在各医学院校的教学方法改革中发挥导向作用,有助于培养医学素养高、综合能力强的医学人才。

二、教学方法实践呈现多样

目前,我国不少医学院校在教学过程中,已形成以讲授式教学为主,多种教学方法并存的教学模式。2011 年,北京大学医学部对全国开设临床医学、预防医学和护理学的院校进行抽样调查,发现进入样本的医学院校全部使用小组讨论式教学法和 PBL。2012 年,复旦大学上海医学院在全国范围内进行关于 PBL 应用现状的调查,结果显示,85% 的学校在不同程度上使用了 PBL,而且 57% 的学校表示应用效果良好,PBL 对教师教育理念更新、学生自主学习意识和综合能力的提升等方面可起到积极的促进作用。这说明以学生为中心的教学理念已被广大医学院校接受并做出实践,PBL 和研讨式教学法在医学院校层面得到较广泛的应用。

此外,有实力的医学院校率先开展医学教育改革,在培养模式和课程体系改革中融入多样化的教学方法,且卓有成效。四川大学华西医学中心历经 10 年摸索,在八年制医学教育中构建了 PBL 课程体系;上海交通大学医学院以培养和提升学生综合能力为核心,综合改革教学内容、方法和评价体系,建立了 PRICE 教学模式;中山大学中山医学院经过长时间的试验探索,形成了具有鲜明特色的 TBL,为医学生培养提供了有力的支撑。这些医学院校在教学方法上的探索和实践,为其他医学院校的教学改革提供了可借鉴的丰富经验。

三、教学方法研究日益丰富

教学方法是医学教育的重要组成部分,对教学方法的认识和实践关系到医学教学改革目标的达成和人才培养的质量。对教学方法的研究可以为教学方法的创新应用和推广提供理论与经验的支撑。由中华医学会主办的《中华医学教育杂志》、浙江大学和全国高等医学教育学会主办的《中国高等医学教育》两本期刊都专设了"教学方法"栏目,成为医学教育工作者评价教学方法实践效果、分享教学方法经验,以及讨论教学方法改革方向的具有广泛影响力的重要阵地。在万方数据知识服务平台以"医学教学方法"为搜索词检索我国发表的论文,可看到近十年来,讨论医学教学方法的文献总量丰富,共达到 57 916 篇，而且总体上呈增长趋势，研究关注的重点在于各种教学方法的效果评估，尤其是 PBL 在不同教学阶段、不同课程中的教学应用效果（图 1－1）。这一方面反映了我国医学教育工作者日益认识到教学方法在推进医学教育改革、提升人才培养中的重要性；另一方面也反映了近年来，随着医学教育改革的不断探索和深化，各医学院校在教学方法的改革和实践中积累了大量经验。研究发现，医学教育工作者形成了交流教学方法改革经验、讨论教学方法学理问题的有效模式，这将有助于推进医学教育的改革深化。

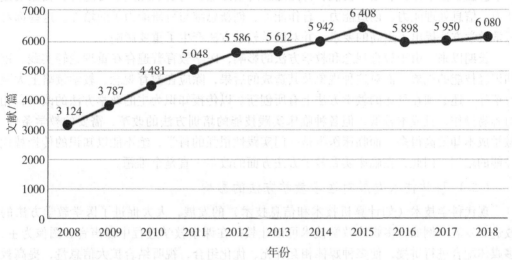

图 1－1 2008—2018 年关于医学教学方法的文献的发表量

第三节 回 顾 分 析

一、影响医学教学方法发展的主要因素

（一）教育观念、教学模式和培养目标对医学教学方法的影响

教学方法是在特定的教育理论、教育观念和教学模式下形成的，有着坚实的哲学和心理学基础，并随着教育理论、教育观念的发展而发展，随着教育模式的发展而更新。早期的教育，无论是在国内还是在国外，教育者主要通过要求学生熟练背诵文章以传授文化知识和人类的生活经验。17 世纪以后，由于生产力的发展、自然科学的进步、科学实验方法的兴起，特别是教学领域中心理学的引入和教育科学研究的不断深入并取得显著效果，系统的教育科学理论得以形成并不断发展，教育观念也得到了有效更新，形成了新的、较稳定的教学模式，教学方法得到了极大的丰富。教师不再单纯要求学生记

忆和背诵教学内容，而是更多地要求对内容进行讲解和分析，让学生真正理解并能应用。

医学教学方法还受医学模式的影响。从古代神灵主义医学模式发展到生物医学模式，到今天的生物—心理—社会医学（环境）模式，社会对医生的能力要求都是在不断变化和发展的，这就要求其教学方法也要与之相适应。现代医学模式和医学教育模式要求教师在教学时采用以学生为中心，教育学生全面发展的培养式教学方法。在培养学生掌握医学基本知识、基本技能和行医之道的基础上，还要加强其学习能力、临床实践能力、信息处理能力、创造能力、合作能力、创新思维与科研能力等的培养。这些都对医学教学方法提出了更高的要求，并对医学教学方法产生了重要影响。

长期以来，由于教育观念和教学方法的影响，医学教育普遍存在重理论轻实践、重知识轻技能的现象。面对这种现象及其造成的后果，除应在教育观念、教学策略上大胆改革外，还必须在具体的教学方法上有所创新。以传授知识为主的教学方法的改革，相对容易操作，且成本较低，但各种临床实践技能的培训方法的改革，需要的教学条件、教学成本却要高得多，而临床医学是一门实践性很强的科学，绝不能以知识的传授替代技能的培训。因此，在临床实践教学方法方面的改革一直是个难题。

（二）科学技术发展对医学教学方法的影响

现代科学技术（如计算机技术和信息技术）的发展，大大促进了医学教学方法的改进和发展。例如，多媒体教学技术可以让教师在课堂教学过程中以声音、图像为主，多媒体配合进行讲授，使多种媒体相互补充、优化组合，视听结合扩大信息量，提高教学效率。多媒体教学技术（如闭路电视教学）的使用，可以使多种媒体信息相互协调，使学生接受多种感官刺激，提高学生学习的兴奋度，最大限度地调动学生的学习积极性。

闭路电视教学是在一个完整的闭路电视系统中完成教学的。该系统由摄像机、录像机、调制器、放大器和监视器等主要设备构成。闭路电视教学有实时教学和播放实况录像两种形式。进行实时闭路电视教学时，教师在演播控制室讲授，或在医院场景（如手术室）示教，学生在教室里通过监视器学习教师传授的知识或观摩学习教师所演示的临床技能（如手术技术）。在进行闭路电视实况录像教学时，录像放映员根据教学计划，将由教师讲授并录制成录像片的教学内容（如各种临床操作技能）在播放控制室放映，学生在教室里通过监视器就能学习。闭路电视教学是一种先进的教学手段，其优点是一位教师的教学可同时供多个班级甚至全校所有班级的学生学习，不仅可节约教师资源，还可使更多的学生听到优秀教师的讲课。此外，还方便教师在学生较多、不方便甚至不可能到达而又必须学习的一些场所（如手术室、某些传染病病房）进行教学。实际上，这一教学技术已经成为很多临床操作技能教学的基本方法。由于时间和空间的限制，对于很多临床体征，学生都是先在教学录像片中观摩学习，随后才在临床见习、实习，甚至医疗工作中逐步学习认识的。

随着计算机技术和信息技术的发展，还形成和发展了一些其他现代化教学技术，如远程教学、计算机模拟教学、计算机辅助教学（computer aided instruction，CAI）、网络教学等。这些现代化教学技术如果在教学过程中安排得当、运用合理，会大大提高教学效率，降低教学成本。得益于材料工程学和计算机技术的发展，现代科技已经能够制造出不同训练内容和不同训练层次的模拟人体的模拟教具，如最基本的人体某一局部（如上臂，用于训练学生做上肢的静脉穿刺）的模拟，以及能模拟人体数种生理反应（如瞳孔对光发射）和对各种药物发生相应生理反应的智能化人体模拟系统。在以真实患者作为医学教学资源越来越困难的今天，这一教学方法对整个医学教学方法具有重要意义。

（三）医学发展对医学教学方法的影响

医学的飞速发展，使医学知识以几何级数增加，诊断和治疗技术也得到了很大的提升，这必然会影响医学教学的方法。如果还是采用过去那种低效率、死记硬背的方法，是不可能培养出能适应现代医学和社会要求的合格医生的。

基础医学的发展，特别是分子生物学的形成和发展，使医学从器官、系统和细胞水平进入了分子水平，对疾病发生、发展过程及其机制的认识和对疾病的预防和治疗也进入了更加微观、更加本质的时代。现代科学技术的发展也大大促进了临床诊疗技术的发展，成像技术、内镜技术、电子诊断治疗技术、免疫诊断治疗技术、生物化学诊断治疗技术及基因技术正在或即将被广泛地用于人类疾病的预防、诊断和治疗。同时，医学由原来的生物医学模式发展成为现在的生物—心理—社会医学模式，不仅注重人的生理，而且关心影响人的生存和健康的心理因素和社会因素。因此，医学成为生物科学、心理科学、行为科学、社会科学和环境科学的交叉学科，这些科学在人类健康的维护和疾病的治疗方面进行高层次的相互渗透和融合。此外，随着人类社会经济的不断发展，人们生活水平不断提高、生活方式不断改变，人类疾病谱正在不断发生变化；疾病的发病原因和发病机制也越来越复杂，原因不明的疾病、多基因疾病的比例越来越大。上述种种，是对临床医学、临床医生的巨大挑战，也是对医学教育和医学教学方法的巨大挑战。它们要求临床医生具有更强的获取知识的能力，成为终身学习者；同时要求临床医生更具有创新思维和创造能力，能够创造性地解决临床实践中遇到的各种问题。相应地，医学教学方法也必须改革，放弃过去那种单纯、死板、低效率传授和重理论轻实践的教学方法，采用甚至创造更加有效的方法，培养医学生获取知识的能力、创新思维和创造能力，提高医学生的综合素质，只有如此，才能适应医学科学的发展需求。

二、医学教学方法的发展趋势

受现代教学思想、教育观念不断更新及医学教育模式转变的影响，在现代社会经济不断发展、科学技术不断进步和医学科学不断发展的推动下，医学教学方法也在不断发展和更新。当前，国内外医学教学方法发展的总体趋势是医学教学方法的多样化。在这种多样化的发展趋势中，围绕培养终身学习者及培养创新思维和创造能力这个总体方向，理论教学和实践技能培训的目的、方式、内容和技术等都在发生变化，并呈现出下列发展趋势。

（一）教学目的由单纯传授知识向传授知识和培养综合能力的方向发展

随着当代经济社会的发展，特别是科学技术的迅速发展，医学科学也在突飞猛进向前发展，知识的更新越来越快，知识的量也越来越大，出现了所谓的"知识爆炸"，医学生单纯靠从大学课堂学习到的知识很难适应临床工作的需要。有人推测，医学生毕业后在临床工作中，所需知识的70%以上需要在毕业后重新学习，而原来在大学期间学习的知识最多只能满足工作需要的30%。虽然这个数字未必准确，但至少可以说明获取知识能力的重要性。为适应21世纪医学发展的挑战，培养出合格的、能适应医学发展需要的医学专门人才，医学教育在传授医学知识和技能的同时，必须注重获取知识能力的培养，加强对医学生自学能力、综合素质和能力的培养，把医学生培养成整体素质高、综合能力强的终身学习者。这就需要大力提倡和鼓励教师积极学习和研究教学方法，改进医学教学方法，使医学生不仅掌握系统的专业知识和技能，而且获得独立学习与更新知识的方法和能力。

（二）教学方式由灌输式教学向启发式教学发展

传统的医学课堂教学以传授知识为首要目的，在教学方式上采取"灌输式"或"填鸭式"教学，学生形成了在课堂上记笔记、课后背笔记、考试默写笔记的刻板的学习方式，虽然可以获得较好的考试成绩，但实践能力低。这造成了"高分低能"现象，严重违背培养合格的临床医生这一医学教育目标。随着现代教学思想、教育观念的不断更新，以及医学教育模式的转变，传统的"填鸭式"教学受到教育界、医学界较广泛的批判。随着新的教育学、心理学研究成果在医学教育领域的应用，克服传统"填鸭式"教学弊端的新的医学教学方法应运而生，如以问题为中心的教学法、自主学习教学法、发现式教学法、学导式教学法等。这些方法虽各具特色，但都特别注重以启发的方式向学生传授知识，培养学生的能力。在教学内容上，重视智力和非智力因素的综合培养、协调发展；在教与学的关系上，强调学生学习的主观能动性，学生在教师带领或引导下主动学习，而不是被动接受教师传授的知识；在教学过程中，着眼于调动学生学习的主动性和积极性，把教学重点放在组织和指导学生独立学习上。启发式教学体现了当代教育思想和教育观念，非常适合现代医学教育模式。因此，启发式医学教学法是医学教学方法发展的主要趋势之一。

（三）教学方法由单纯专业知识传授向专业知识传授、技能培养与职业道德和心理素质培养并重的方向发展

教学内容总是通过一定的教学方法体现出来并最终传授给学生，而教学方法的选用取决于教学内容，教师在教授不同的教学内容时，总是要选用与其相适应的教学方法，才能取得满意的教学效果。传统医学教育注重专业知识的传授和技能培训，忽视职业道德和心理素质的培养。随着社会的不断进步和医学的不断发展，这种医学教育状况逐渐显示出明显的弊端，引起了医学教育专家和临床医学专家的广泛关注。要想当好医生，必须先学会做人。医生的工作是面向患者的团队工作，他们必须有高尚的道德情操和良好的心理素质，才能处理好与上级医生、下级医生、护士、患者和患者家属的关系。同时，他们还必须热爱自己的工作，同情和理解患者。这就要求对医学生的培养，既要重视专业知识的传授，同时也要重视道德情操和心理素质的培养，重视智能开发，使学生不仅会学，更要想学，使教学和学习成为一种充满活力、激情四溢的活动。

（四）更多的小组讨论式教学和自学

课堂教学在整个学校教育的推进和发展中发挥了重要作用，至今仍然是应用较广的

教学方法之一。但课堂教学的形式决定了它是一种学生被动地接受教师所讲授知识的教学方法。在加拿大麦克玛斯特大学医学院的医学课程中，几乎没有课堂讲授教学，全部采用 PBL 教学体系，小组讨论式教学和自学是其最主要的教学形式。该校是一个极端的例子，但在北美、欧洲等发达国家的医学院的确呈现出减少课堂教学、增加自学和小组讨论式教学的发展趋势，这是现代医学教育观念的反映。如前所述，掌握学习方法、提高学习能力远比记住具体知识要重要，自学能力是现代医生最重要的能力之一，它将决定一名医生是否能够适应医学科学的飞速发展和医疗工作环境。

（五）教学环节由注重理论教学向加强实践教学方向发展

传统的医学教学方法比较注重理论课教学和理论知识的传授，而对实验、实践教学的重视度不够。例如，虽然几乎所有的基础医学课程都有实验课，但实验课程的设计完全依赖于理论课，强调实验课为理论课服务。在内容上，基础医学实验课内容简单、重复，主要是一些验证实验，实验课的目的是验证理论课所学习的理论知识。这样的实验课不能真正达到基础医学基本技能训练的目的，更谈不上对学生观察事物、分析问题、解决问题能力的培养，也谈不上对创新思维的训练和创造能力的培养。在临床教学中，实践教学需要更多的教师、较特殊的教学条件，教学成本高，并且患者的教学资源有限，常常造成实践技能教学严重不足的情况。这种重理论轻实践的教学使得教学方法单调。加强实践教学，不仅能使教学方法体系结构趋向完善和完整，还会影响整个教学活动的结构模式，能够增强对学生观察能力、动手能力、分析问题能力和解决问题能力的培养，加强对学生创新思维的训练和创造能力的培养。

（六）广泛采用计算机技术和现代信息技术

现代计算机技术和信息技术的发展，为医学教育技术的发展提供了条件，大大推动了医学教学方法的创新与进步。医学教学方法现代化的一个重要特征是现代教学媒体技术的发展和普及。传统的视听教学设备趋向自动化、智能化和综合化；教学软件趋向灵活、多样化、专门化和模块化，并被应用到医学教学的各个环节。计算机辅助教学、信息高速公路、网络教学及远程教学等的发展，将大大改变学校和医学教育教学的面貌，使之更加多方位，更具有交互性和开放性。

（七）标准化病人的应用将越来越广泛

标准化病人（SP）是按照特定的要求，经过严格培训后，能扮演患者（即模拟患者的病史和体征）向医学生或其他学习者提供学习对象，并依次发挥患者、评估者和教师 3 种功能的正常人或患者。从 20 世纪 70 年代美国和加拿大研究和实践 SP 教学技术以来，人们在 SP 培训技术、SP 质量控制、学习者心理感受、体征模拟、应用范围等方面取得了很有说服力的研究成果，并且积累了丰富的经验。SP 在训练和评估医学生基本临床技能方面的应用价值已得到肯定。1992 年，华西医科大学等在国内率先研究和实践 SP 教学技术，在基础研究和教学实践应用方面均取得了很好的效果，并逐步在全国医学院校中推广。在 1993 年的美国医学院协会年会上，人们就已肯定 SP 的价值，并倡导广泛应用。

（八）现代医学模拟教学将给医学教学方法的发展带来一场革命

现代医学模拟教学以高科技为基础，以模拟临床实际情况为前提，以实践教学、情景教学和个体化教学为特征，以其有医疗环境而无医疗风险为突出优点，必将在医学教学方法上再次掀起一场革命。

纵观中华人民共和国成立 70 多年以来医学教育的发展历程，虽然道路曲折，但在一系列重要改革之后所取得的成效有目共睹。教学方法的变革一直是医学教育改革的热点问题，从传统的讲授式教学转变为强调学生学习能动性。在倡导学生为中心，采用多样化学习方法的教育理念指导下，PBL、CBL、TBL 等多样化的自主学习或研讨式学习方式逐步在国内医学院校得到广泛运用，并取得较好的教学效果：培养了大批高素质医学卫生人才，走出了一条具有中国特色的发展之路。但仍然存在"四个不匹配"。

（1）教学方法与人才培养目标不匹配。我国各医学院校的教学方法仍较多地采用传统的讲授式教学，以教师、课堂、教材为中心。在整个教学过程中，以"灌输式"教学为主，缺乏对学生主动参与的引导，以及实践动手能力、自学能力的培养。教学安排沿用基础到临床再到实习的"老三段式"教学模式，教学内容的选择、知识的编排及课程的设置和岗位职业能力的人才培养目标出现不匹配与失衡。

（2）理论教学与临床实践不匹配。传统的医学理论教学要求医学生掌握相关理论知识，在临床实践授课过程中虽然训练了学生的动手能力和实操能力，但始终缺乏真实感，效果欠佳。面对医院实习和工作突发事件时，学生无法正确做出应急处理。理论教学与临床实践中的教学不均衡，制约了医学生的职业岗位能力发展，职业素养和临床实践能力出现脱节。

（3）新兴教学方法与教学评价体系不匹配。教学方法的变革需要配套相应的考核制度和评价标准来评价教学效果。但在实际教学过程中，大多数医学院校仍沿用传统的考核方法，忽略了对学生学习过程的监控和评价，致使教学效果受到影响。

（4）医教协同发展不匹配。我国医学教育在合作教学过程中缺乏贴近实践、贴近职业、贴近岗位的，教、学、做相统一的教学体系，跨专业、跨行业的人才培养较为稀缺，医学卫生人才之间出现学科壁垒，卫生系统和教育系统存在隔阂。

中共中央、国务院、教育部为提升我国教育国际化、现代化水平，以及提高教学质量和办学效益，相继颁布一系列深化教育体制和教育事业改革的文件，如《关于教育体制改革的决定》《中国教育改革和发展纲要》《关于深化教育改革全面推进素质教育的决定》《面向 21 世纪教育振兴行动计划》等。2012 年出台的《教育部 卫生部关于实施临床医学教育综合改革的若干意见》指出：应遵循医学教育规律，推进临床医学教育综合改革，着力于医学教育发展与医药卫生事业发展的紧密结合，着力于人才培养模式和体制机制的重点突破，着力于医学生职业道德和临床实践能力的显著提升，全面提高医学人才培养质量。2017 年印发的《国务院办公厅关于深化医教协同进一步推进医学教育改革与发展的意见》同样明确指出要深化医学教育改革，加快构建标准化、规范化医学人才培养体系，全面提升人才培养质量。因此，医学教育改革应推进医教协同发展，创新教学方法，加强医学人才培养。

从我国成立以来到 21 世纪教育改革的不断推进，我国医学教育界进行了丰富的创新与尝试。首先，应按照党中央、国务院的部署，围绕办好人民满意的医学教育和发展卫生健康事业，加大改革创新力度，进一步健全医教协同机制，立足我国国情，借鉴国际经验，坚持中西医并重，以需求为导向、以基层为重点、以质量为核心，完善医学人才培养体系和人才使用激励机制，加快培养大批合格的医学人才，特别是紧缺人才，为人民群众提供更优质的医疗服务，奋力推动建设健康中国。其次，医学教育教学方法应在坚持课程设置目标、方法、过程灵活性和运动性的同时，以严密性思考、论证、监控教学全要素、全过程，注重医学生综合能力结构的协调发展，调整和优化教学方法、教学活动等，探索适合中国国情的医学卫生人才培养模式，使医学教育更好地适应社会发展变化，推动我国医学教育的创新发展。再次，应促进医学人才供给与需求的有效衔接，全面优化人才培养结构，坚持按需招生、以用定招，建立健全人才培养供需平衡机制，加强薄弱地区医学教育能力建设，促进区域协调发展。推进医学教育教学方法改革，是提高医疗卫生服务水平的基础工程，是深化医药卫生体制改革的重要任务，是推进健康中国建设的重要保障。

人才是卫生与健康事业的第一资源，推进医学教育改革发展对于加强医学人才队伍建设和更好地保障人民群众健康具有重要意义。医学教育教学方法改革要深入贯彻习近平总书记系列重要讲话精神，落实全国卫生与健康大会和全国高校思想政治工作会议精神，坚持育人为本、立德树人，遵循规律，服务需求，优化结构，提升质量，培育医术精湛、医德高尚的高水平医学人才。要把质量作为医学教育的生命线，突出医教协同，办好医学院和综合性大学医学院（部），实现临床、预防、药学、护理等学科有机融合，理论教学与临床实践有机融合，构建成熟完整的教学体系。

应该密切关注教育技术对教学方法及课堂教学形态的影响。随着现代信息技术和计算机媒体技术的发展与应用，传统教室的形态也发生了很大的变化，出现了多媒体投影、互动屏幕、沉浸式课堂、智慧教室等新的形态。在课堂上，教师通过多媒体投影展示PPT，可以呈现文字、图片、动画、音频、视频，还可以直接运行模拟仿真的程序，呈现各种丰富多彩的教学资源，进而使课堂教学变得丰富而高效。互动屏幕不仅可以像使用黑板一样进行书写、绘画，并且还可以灵活地调用各种资源。沉浸式课堂通常用于远程教学，常配备有宽幅、高亮度大屏幕和高保真音响，远程的学生可以实时地看到和听到教师讲课的图像与声音，同时看到PPT书写板上的内容；教师也能看到学生听课的反应，方便互动。沉浸式课堂的构建，让讲课可以突破时间与空间的限制。智慧教室是现代媒体技术和信息技术在教室内的集成，主要由内置电子白板功能的触控投影机一体机、功放、音箱、无线麦克风、拾音器、问答器和配套控制软件构成。除了配备多媒体音像设施之外，智慧教室还能对教师讲课、学生听课的音视频信号进行实时记录，对教室的灯光、空调进行集中控制，提供师生互动的信息通路，为各种教学活动提供信息化的支持。

同时，互联网的应用促进了数字教材、融媒体教材的诞生。教材的形态正在悄悄地发生变化，由原来的纸质书向数字化教材、融媒体教材发展；教材的使用方式也发生了相应的变化，由学习蓝本变成了容纳丰富的拓展资源的数字资源中心。

因此，医学教育模式和教学方法应顺应社会各领域的变迁，应倡导并优化以学生为中心的、自我指导和反思式学习的办学理念，确立医学生在教学中的主体地位，注重自我学习能力、终身学习能力、批判性思维能力和创新能力的培养，推动医学生人文素质培养的探索与实践。对医学生的教学应实施跨学科、跨专业教育，促进医学生知识能力内化，提高医学生的综合素质和适应能力。构建以学生未来发展为目标的三导向人才培养模式，以岗位胜任能力为指导切实把握人才培养目标，以学生全面发展为目标优化整合课程体系，以教育资源为手段推进教学方法变革；满足学生自主学习、技能训练、科学精神、创新能力、批判性思维能力、实践能力、职业素养、综合素质培养和社会服务的需要；着力培养具有良好职业素质、临床实践能力、终身学习能力和社会适应能力的应用型医学人才。

第二编　我国医学教育教学方法概述

教学方法体现了特定的教育教学的价值观念，它指向特定的教学目标要求的实现。教学方法受到特定教学内容的制约，要服务于教学目的和教学任务的要求；教学方法还受到具体的教学组织形式的影响和制约。教学方法是教学活动中师生双方的行为体系，其具有目的性和双边性。

教学方法与教学模式、教学手段和教学策略紧密关联。医学教学方法呈现出多样性，从不同的角度可以进行不同的分类。

按教育目的，医学教学方法可分为三类：①医学认知教学方法，包括理解、记忆医学知识的教学方法，如讲授法、演示法等；应用医学知识的教学方法，如案例教学法、床边教学法等；培养学习、科研及创造力的教学方法，如学导式学习法、讨论法、小组学习法等。②医学专业技能教学方法，包括建立技能领悟的教学方法，如示教法、临床见习法等；形成熟练技能的教学方法，如练习法、实习法、实验操作法等；培养创造性技能的教学方法，如实验研究法。③医德情意教学方法，包括培养道德认识的教学方法，如报告法、调查法、参观法等；培养道德情感的教学方法，如心理指导法、自我教育法等；培养道德行为的教学方法，如模拟教学法、角色扮演法等。

按学科课程特点，医学教学方法可分为三类：①以了解器官系统形态为特征的形态学科教学法，如直观教学法、实地考察法等；②以了解机制为特征的学科教学法；③以了解和掌握临床技能诊治为特征的临床学科教学法。

按医学教学条件或技术手段，医学教学方法可分为三类：①以语言传授知识技能的方法，如传授法、问答法、讨论法等；②以直观教具或现场场景传授知识技能的方法，如演示法、实验法、临床实习法、实地参观法等；③以现代教育技术或手段为特征的方法，如电视教学法、计算机辅助教学法、模拟教学法、远程网络教学法等。

按时间及教学方法特征，医学教学方法可分为二类：①传统医学教学方法，为20世纪以前产生并沿用至今的、以教师在课堂传授知识为主要特征或依托的医学教学方法。②现代医学教学方法，为在现代社会中产生的、反映现代社会发展对医学人才培养要求的新的教学方法。

·● 第二章 讲授式教学法

随着科技的不断发展和教学改革的不断深入，新的教学方法不断涌现，多种教学方法相互补充、相得益彰，支持和提高了高校的教学质量。但调查显示，在高等医学院校教学过程中，目前采用最多的还是经典的传统教学方法——讲授式教学法（LBL）。

第一节 发展历程

LBL 的理论基石源自 20 世纪中期美国心理学家奥苏贝尔（David P. Ausubel，1918—2008）提出的有意义接受学习理论。LBL 包括课堂讲授、讲座等多种形式。狭义的 LBL 主要指课堂讲授，其基本特点是：基于大班制，以教师为主体，以讲课为中心，课堂全程单向灌输式教学。其基本做法、相关条件要求、相适应的考试评价方法、教案讲稿要求、备课预讲试讲做法等都有成熟的定型的范式。

LBL 是随着人们对世界的认知逐步加深、教学机构出现后不断成熟和发展起来的一种经典教学方法。对于医学知识的传授尤为重要，是由医学知识本身的特点而决定的。

在欧洲中世纪之前，人们对客观世界认识不足，认为人类和自然界的万物一样，受到一种神秘力量的支配，人类的生命与健康是上帝所赐予，疾病和灾祸是天谴神罚，医师如同其他工匠一样，其医疗知识主要来自经验。10 世纪，在宗教文化的影响下，生理医学盛行，医学著作主要是问答式的著作，理论学习的目的在于解释和论证《圣经》的真实性，而不是对人类自身的认识。11 世纪，随着大学的兴起，医学进入大学教育，其方法是按照经典著作进行全面引证，大学医科学生的基本课程是希波克拉底、盖伦、阿维森纳等的权威著作。大学课程的内容，须同教义和宗教法规对医学的解释相吻合，大学教学形式是经院哲学和教条式的灌注形式。14—16 世纪，人们摆脱了教会思想的束缚。17 世纪，马尔切洛等意大利解剖学家提出了基于实验哲学的新医学体系，主张建立以基础研究为基础的推理医学理论体系，该体系应用显微镜来研究人体的结构和功能，用机械原理来解释人体的发生和发展的过程，并认为体内化学成分的改变在临床表现方面具有重要的影响，通过显微镜解剖来研究疾病的部位和原因，并在这一基础上提出用化学的方法治疗人体的疾病。随后，有临床医学家把医学课程分成 3 个阶段，即基础科学学习、正常解剖生理学习和病理学学习阶段。随着生物科学的进步，解剖学、组织学、胚胎学、生理学、细菌学、生物化学、病理学、遗传学等生物学学科体系形成，以生物学为带头学科的生物医学模式逐渐在医学中占据了统治地位，学科式课程及与之相匹配的传统授课方式逐步形成主流和主体。

20 世纪 50 年代以来，由于社会的进步和医学发展，疾病谱和死因谱的转变，人们的健康需求普遍提高，现代医学模式开始出现，并被广泛接受。现代医学模式要求医师不仅具有医学相关知识，还要具备良好的社会学、心理学的相关知识。在医学模式发展过程中，一方面，医学不断分化，形成了基础医学、临床医学、预防医学、康复医学等学科，各学科的划分也呈现越来越细的趋势，如从细胞水平、亚细胞水平到分子水平。另一方面，学科之间相互交叉、相互渗透、相互融合，打破了原有学科之间的界限，许多边缘性、综合性学科使多种学科联结成为科学知识的有机整体。通过这种单元思维向多元思维的提升，与这 4 个整合的再整合，从而构建更全面、更系统、更科学、更符合自然规律、更适合人体健康维护和疾病诊断治疗及预防的新的医学知识体系。随着医学知识的不断丰富与结构化，传统学科课程和讲授式方法的不足也逐步凸现。

第二节 教学设计

LBL 的教学设计是广大教师最熟悉和擅长的，掌握不同阶段具体的教学基本技能是保证讲授法获得良好教学效果的基本要求。授课质量与以下因素密切相关。

一、备课技能

备课是一系列有序的思想活动，教师需要准备详细完整、科学合理的教学设计。具体要做到：①钻研教材，解决"教什么"的问题。关键是确定教学目标，把握教学重点、难点、基点。②了解学生，解决"为谁而教"的问题。了解医学生的基本特征和知识水平。③设计教法，解决"怎样教"的问题。主要包括：安排教学进程、分配教学环节时间、创设学习情境、设计课堂提问和板书提纲、运用教学技术手段等。

二、导入技能

导入是让医学生保持注意力，并激发其学习动机和兴趣的重要环节。教师通常采用复习、设问、谜语法、举例法、名言法、故事法、讨论等多种导入法。导入形式可以多样，但必须遵循启发性、知识性、灵活性、趣味性等原则。

三、板书、PPT 演示与现代教学媒体运用的技能

板书和现代教学媒体是医学教学的重要辅助手段。好的板书，主次分明，提纲挈领，言简意赅，能强化知识的逻辑性、系统性，有助于学生学习效果的提高。但随着现

代教学媒体与教育技术手段的发展，充分利用先进的教学辅助方式也是现代课堂教学必须掌握的重要技能。同时，还须处理好传统与现代教学技术手段合理选用的问题。

四、语言表达技能

教学语言是教师向医学生传道、授业、解惑，并实现师生信息传递与情感交流的桥梁和工具。教师语言表达能力的高低直接影响医学生的学习效果。教师语言包括口语、书面语、体态语等多种形式。课堂讲授过程中，教师的语言表达要准确、简练、生动、有节奏感与幽默感，真正实现课堂语言表达的逻辑性、针对性、启发性、形象性。

五、提问技能

首先，要明确"什么问题"，把握提问难易度。其次，要明确"什么时候提问"，把握提问时机。再次，要明确"提问方式"，把握提问注意点。

六、教学组织管理技能

教学组织管理即课堂管理，是协调师生、学生之间的关系，调动学生学习积极性，共同完成教学任务的教学形式与过程。教师要根据教学目的、内容和医学生的实际，灵活运用各种管理方法唤起学生的注意，激发学生的兴趣，活跃学生的思维，使学生主动、自主、创造性地参与到医学教学活动中来。

第三节　效　果　评　价

LBL教学的优势在于：①传统授课方法可较好地保障医学学科知识的完整性和系统性。医学知识的系统性较其他学科的系统性要强。医学知识是以医学专业知识为主的多学科、多层次的知识相互联系构成的知识，医学的性质决定了医学知识结构的复杂性和系统性：医学研究的对象自然是人，既有生物学属性，又有社会学属性，医学生不仅要掌握专业必需的自然科学知识，而且要掌握相关的社会科学知识。②传统授课方法有助于教师较好地把握教学进度，学生也能较全面地掌握学科知识，了解学习的进程。教师的工作难度尤其是备课难度小，学生的学习相对轻松。在一定程度上，教师的充分准备，以及教材体系的完整性，有助于在提升医学生认知的基础上，培养一定的医学基本能力。因此，LBL经济适用，易于组织，效率较高。

但LBL也存在明显的不足：①忽视了学生学习的主观能动性。学生被动学习，被动接受，学习的兴趣和积极性得不到充分调动，不利于培养学生的自主学习能力和创新精神。②在医学教育中，尤其在基础医学教育阶段，该方法往往和临床实践脱节，不利于提高学生发现问题、分析问题和解决问题的能力，不利于培养学生的科研能力和临床思维，不利于培养应用型医学人才。

当前处于知识爆炸、学科知识成倍增长的时代，教师没有足够的课时传授全部知识，学生也没有足够的时间和精力学习全部知识，这就需要学生具有自主学习能力，养成终身学习的习惯。同时，医学技术的快速发展需要大量具有创新精神和较强实践能力的医学人才。显然，LBL 这种传统的教学模式是不能满足这些需求的。因此，国内外医学院校近几十年都在针对 LBL 开展优化，进行教学改革。

第三章 以问题为基础的教学法

1969 年，加拿大麦克玛斯特大学（以下简称"麦大"）医学院首创 PBL。麦大把 PBL 定义为一种教育哲学，即 McMaster Philosophy。PBL 在欧美发展了 30 多年后才登陆亚洲，对于 PBL 名称的解译，欧洲、美国、日本似乎取得大体的共识，但在国内有一段时间，由于翻译的不恰当，造成了对 PBL 的误解。其实 PBL 在教育学中正式的英语缩写有 2 种：problem-based learning 及 project-based leaning，前者多用在高等教育中，以学生自主为导向；而后者多用在中、小学教育中，以教师主导为中心。

第一节 发 展 历 程

PBL 曾很不恰当地被翻译为"以提问为本位的学习"及"以难题去引导学习"。虽然在实施 PBL 的过程中，教师会鼓励学生自己提出问题去学习、提出让学生感到很困难的问题去鼓励学生自己学习，或者提出困难的问题给学生的学习带来挑战，这都可以是 PBL 中教学管理团队动力的策略，但绝非 PBL 命名的本意。目前对 PBL 已经得到共识的狭义解译就是"基于问题的学习"，其实 PBL 中的"问题"就是以生活情境组成的教案，也许翻译成"教案导向学习"更为妥当，但是"教案导向学习"又可能被误解为临床教学中的 CBL。这些过于简化且狭义的翻译，因理念的偏差导致了多种混杂式的 PBL 的产生，继而造成对 PBL 理念的混淆与误解像病毒般扩张。

加强 PBL 小组讨论必须成为医学教学改革的实际策略，使学生了解学涯、职涯与生涯的关联性，对自己的学习态度负责，也对建立良好的学习环境负责。因此，PBL 必须是一种情境化的学习。医业情境不只是对疾病，更重要的是对患者，而且不只是对患者个人，还要面对患者群体。儒家有云："道不离人，道离人则不可为道"。"医有医道，也可以说不离人，医离人则不可为医。"医护教育一定要"以人为本"，顾及自身及其他。自身就是自知、自学与自律，而其他则是尊重与关怀，PBL 就是以此为依据。

PBL 中，P 为 population，即家庭、群体、社区、国家、全球；B 为 behavior，即行为、心态、伦理；L 为 life sciences，即生命科学、通识。做学生时养成了自主学习的精神与习惯，执业时才会懂得自我成长而能终身学习；做学生时有机会去体验"以学生为中心"的学习精神,执业时才会懂得应用"以患者为中心"的医疗理念;做学生时培养了自发求证的科学精神,执业时才会懂得应用循证医学(evidence-based medicine,EBM)。循证医学就是基于 PBL 理念,于 1992 年在麦大医学院被发展出来的风行全球医护界的新观念。

作为一名医者,在有广博的专业知识及解决患者问题的医疗技巧之前要先学会做人。仁者,人也;仁者,亲也。也就是要先有"仁心"才会有"仁术"。"仁"是一种涵盖极广的道德范畴,"仁"的产生也是社会变动在伦理思想上的表现。孔子曰"夫仁者,己欲立而立人,己欲达而达人""己所不欲勿施于人",这些行为规范都是要靠自己感受内化才能领悟。孔子以六艺教导学生,其实也就是鼓励学生提高人文素养,以近"仁"。简单来说,"仁"就是做正当的人、做正确的事,就像是当今高等教育在专业学习之前,要经过通识教育课程培养学生基础人文素养,如音乐艺术、团队合作、专业操守及沟通技巧等基本能力素质,这些课程应当人性化、生活化、趣味化及情境化,而这正是 PBL 模式能够赋予和实现的。

第二节 教 学 设 计

PBL 有 3 种形式:经典的 PBL、与理论授课结合的综合性 PBL、利用网络模拟医院的 PBL。这 3 种形式的 PBL 的教学设计与程序存在一定的差异。

一、经典的 PBL

经典的 PBL 通常由 8～10 个学生和 1 个导师组成小组,由导师引导学生围绕复杂的、来自真实情境的病例,通过一段时间自我学习和调研(如文献检索、信息筛查、数据收集和分析、做实验等)来获取知识,培养自主学习和终身学习的能力。基本教学程序如下:①组建 PBL 小组。8～10 名学生组成 PBL 小组,每组配 1 个导师。②提出问题。导师分发预先准备好的病例资料给医学生,医学生通过讨论提出一系列学习问题(如患者的基本情况、假设、学习目标、行动计划等)作为自主学习的内容。③探索问题。医学生对自己设定的问题进行研究探索和学习,通过查阅资料,或者与教师、同学讨论等方式来寻找问题的答案。④汇报评价,解决问题。导师提供病例其他资料(更为详细和有效的病例信息),学生整合信息并形成一个完整的知识框架,从而得出问题的答案。此外,通过讨论分别对小组其他成员的学习研究成果进行可靠性判断。讨论结束后,各小组要以口头等形式对学习研究结果进行报告,这既是对知识的概括总结,也是对过去一周学习的总结,能促使学生对个人和小组合作表现进行评价,思考进一步改进的途径。⑤反思。小组应当对一周病例学习的表现进行反思,不仅需要反思自己的学习态度、效率和成效,思考改进的方法,同时还需要反思如何增进团队之间的有效合作,使小组在接下来的病例学习中发挥更大的作用。

二、与理论授课结合的综合性 PBL

与理论授课结合的综合性 PBL 是以问题为导向而实施的一种比较简单的 PBL，被广泛运用于医学课堂教学中，其基本教学程序表现为 5 个重点环节（又称五环说）：①建立学习小组；②启动新问题；③学生讨论；④展示成果；⑤自我反思与评价。此 PBL 经常与理论课讲授结合，形成综合性 PBL 教学模式。

三、利用网络模拟医院的 PBL

此类教学模式充分利用网络等现代化信息技术手段来实现 PBL 教学。其基本的教学程序如下：①医学生登录网络医院，进入科室选择 PBL 病例（如腹痛待查、咳血查因等）。②在网络医院中获取与病例相关的信息。医学生从"诊室"中获得患者的现病史，从"检查室"获得患者体征，从"病案室"的病历资料中获得既往史，从"图书馆"查找国内外常见医学网站或文献检索中心。③讨论提出病例解决方案。医学生将患者资料汇总后集中到"会诊中心"，提出诊断和治疗方案。对于不能确诊的病例，继续提出诊断及检查思路，反馈给教师。一段时间后（3～5 天），重新回到"会诊中心"，提交资料进入第二轮学习。④测评。医学生完成病例分析后，到"考试中心"进行测评。

四、3 种 PBL 的共性

（一）合理设计病例

按照程序科学编写 PBL 病例：确定主题；组建编写团队；依据主题确定疾病；列出主要学习目标；编写病例；更新学习目标；设计病例故事情节；添加其他信息，如 CT、心电图、血管造影图片、组织病理学图片等辅助检查结果，以及问题、参考资料等；定稿。

（二）合理选用 PBL 教学模式

根据课程及教学内容，灵活选用 PBL 教学形式。例如，基础医学课程可采用综合性 PBL，临床课程大多可选择经典的 PBL 等。但是，无论采取何种形式，都应以掌握知识技能、获得综合发展为主要教学目标。

（三）积极创设教学环境

PBL 对教学环境要求较高，具体环境创设主要包括 4 个方面：①物理环境。物理环境是 PBL 教学的硬件，主要包括教室、桌椅、学习用具等。②教育环境。PBL 作为一种开放式教学，需要透明的教育环境，即所有的学习目标、教学资源、教学资料、考查标准、教学安排信息等都必须公开，确保学生顺利完成学习任务。③人际关系环境。良好的人际关系是保证 PBL 顺利进行的前提。PBL 小组成员须相互尊重，尊重别人的学习成果、生活习惯、兴趣爱好等。④制度环境。PBL 顺利开展需要合理的教学制度做后盾。

（四）规范化的师资培训

规范化的师资培训主要包括：①促进教师观念转变，使教师体会 PBL 教学的精髓。

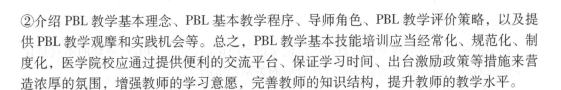

②介绍 PBL 教学基本理念、PBL 基本教学程序、导师角色、PBL 教学评价策略，以及提供 PBL 教学观摩和实践机会等。总之，PBL 教学基本技能培训应当经常化、规范化、制度化，医学院校应通过提供便利的交流平台、保证学习时间、出台激励政策等措施来营造浓厚的氛围，增强教师的学习意愿，完善教师的知识结构，提升教师的教学水平。

（五）针对性的学习方法指导

PBL 的有效实施离不开医学生的参与和支持，因此，在实施 PBL 教学前应对医学生进行培训，使其理解 PBL 的真实含义，学会有目的地提问，有效利用检索工具，在讨论中向学习目标靠拢等，激发其学习兴趣，维持其学习热情。

（六）有效的 PBL 效果评估

目前，国内外院校大多采用笔试、问卷调查、实践能力测试等综合评价方法对 PBL 的教学效果进行评价。但是，由于 PBL 涉及知识的理解与运用、循证医学、沟通与交流、团队协作、批判性思维等多方面，因此，建立全面科学的量化考评与评价体系，探索长效评价机制，以及对已毕业学生进行追踪与随访等，仍是亟须探索和努力的方向。

五、实施程序

在实施程序方面，按照提出问题—学生收集资料—小组讨论—教师引导的步骤进行。

（一）成立小组

小组在探索问题之前，学生们要互相认识，为合作学习建立基本的规则，创设舒适的气氛。学生和教师分别做自我介绍，互通姓名，形成较融洽的氛围。

（二）开始一个新问题

用少量的信息给学生提供 1 个复杂的问题，这个问题应该尽量与现实的情况相接近，能够吸引学生。学生要选 1 个人做记录员，负责在白板上记录解决问题的过程，包括问题的事实信息、学生们的想法和假设及所确定的学习要点和活动计划。在解决问题之前，学生和教师要对问题解决的目标形成共同的理解。参照该目标，教师可以更好地了解小组的进步情况，及时纠偏，或提醒学生是否需要调整目标。学生可能会向教师提问题，以便获得有关信息，也可能通过探究活动来获取更多的事实资料。教师可能要问一些问题来激发学生的反省性思维。例如，让学生解释在解决问题时为什么需要某方面的信息。在解决问题的过程中，学生要确定对解决问题而言很重要而他们又不太理解、需要进一步学习的概念，即学习要点。开始时，教师可能会提供较多的指导，如问学生是否该把某些概念列在他们的学习要点中。随着学习的进行，学生能更明确他们的学习要点，教师就要慢慢地"隐退"。当学生对问题已经形成了一定的理解，而某些知识的缺乏又严重地阻碍了问题的解决时，学生就要分头去探索他们所确定的学习要点。

（三）后续行动小组

成员再次集合，沟通他们所学的东西，基于他们新学习的东西，生成新的解决问题的假设。在分享学习成果时，学生们要评价自己的信息及他人的信息，如分析信息是怎样得来的、来源是否可靠等，这是促成自主学习的重要途径。

（四）活动汇报

各小组利用各种形式来报告自己的结论及得出结论的过程。PBL 所强调的不只是让学生解决问题，而且要让他们理解问题背后的关系和机制。

（五）问题后的反思

为了提炼所学到的东西，建构知识体系，学生要有意地反思问题解决的过程，考虑这个问题与以前所遇到的问题的共同点与不同点，这可以帮助他们概括和理解新知识的应用情境。另外，学生在评价自己及他人的表现时，同时也在对自主学习和合作性问题的解决进行反思，这对于高级思维技能的发展来说是很有意义的。

第三节　效果评价

近 50 年来的实践表明，PBL 无疑是成功实施的。PBL 最初被设计为一种"完整方案"的综合学习方法，现已成功用于医学和生物科学项目。多年积累的经验表明，接受过 PBL 训练的学生能有效率地学习，他们展示了自主学习、批判性思维、团队合作，理解而不是记忆背诵，并有信心自如使用专业和科学语言的能力。如果教师和学生都做了适当的准备和得到支持，课堂教学将是一次享受的体验。

一个聚焦于患者或家庭的问题往往可以启动和刺激学习过程。这个过程是潜在的开放式的，关键是要设计结构良好的、实际可行的问题以满足明确的目标。为了有效地理解和运用这个过程，学生和教师需要接受培训并得到持续的支持。学生设计的问题，可以让他们在讨论中建构自己的理解、分享各自的经验、做出与众不同的贡献。经过最初的启发，学生对问题进行广泛的头脑风暴，并为后续的组织和回顾提供建议（通常写在白板上）。一个有效的问题可以刺激小组鉴别和探索关键问题，使问题结构化，使学生增长知识和信心。

一个有效的 PBL 小组可为组员提供安全的支持环境。当学生产生想法时，他们可以运用医学的语言讨论、评价观点，并接受同伴和导师的反馈意见。小组成员评论的内容包括该组的进度、个人的学习进程、每个问题的质量和效率，以及导师的帮助；导师则讨论和评价各组的整体进展、每个学生的贡献与参与。有效的 PBL 对学生的专业实践的意义：①鼓励批判性思维沟通和评估意见；②激励对学习的反思和评价自己的贡献；③支持正在进行的自我评价和相互评价；④早期引入推理，然后用临床环境使之精练；⑤应用批判性思维和循证决策能力；⑥临床情景可刺激学生积极讨论加强对知识的迁移和记忆；⑦提供医学用语，使学生能够进行专业沟通；⑧支持与同学和导师进行有效的小组合作。

一、我国 PBL 实践取得的阶段性成果取决于各级各项强大的支持和保障

我国 PBL 实践取得的阶段性成果，从近年的相关医学教育学术期刊及几次大型的国内外 PBL 研讨会上得到了很好的体现与支持。期刊和会议中关于 PBL 的理念、实施、经验、反思等的论文占了相当大的比例，可以看出，国内的 PBL 改革已从初期的探索试行阶段进入总结反思和完善的阶段。

国内对 PBL 的研究始于 20 世纪 90 年代，但国内医学院校在近 5 年才真正实施 PBL 改革。和国外大多数院校 40 多年的实践相比，我国 PBL 实践时间虽短，但教学效果却超出了预期，尤其是 PBL 在临床医学八年制教学中的应用，多数院校反响较好，学生很快适应了该教学模式，初步掌握了自己提出问题、解决问题的方法，在探讨问题的深入性、参与讨论的活跃性及语言表达的逻辑性等方面有了长足的进步，争论与探讨的学习氛围逐步形成，批判性地收集和筛选资料的能力及效率得以提高，初步培养了临床思维，增强了自信心，学生之间通过有效沟通与默契配合增进了彼此间的了解和友谊。同时，在 PBL 开展过程中，教师从讲台上走下来，作为聆听者、引领者，充分发挥学生的主观能动性，真正做到了基础与临床的有机结合。实际上，PBL 也是一个教学相长的过程，教师在这一过程中同样受益匪浅，扩大了知识面，更新了知识结构。PBL 的实施效果日渐明显，基本达到了 PBL 课程的目的。

目前，国内的一些医学院校正在积极地进行 PBL 改革的相关制度建设，包括课程设置、人员和资源配备、教案撰写、指南制定、PBL 团队建设等，PBL 的制度建设在逐步完善。

PBL 理念和精神顺应了我国当前高等教育课程改革的趋势和潮流，在各项教育改革中起引领作用，教育部高教司和各省（自治区/直辖市）领导高度重视，制定各类保障政策，提供教学改革专项经费，系统地、有计划地、有步骤地规划和组织全国各高等院校实施 PBL，如进行 PBL 理念的广泛宣教、成立 PBL 改革工作小组、构建 PBL 教学法团队、组织和实施相关的 PBL 教学法活动等。

PBL 也得到了全国各大院校的高度重视，许多院校投入了大量经费用于 PBL 的课程建设，如图书、网络信息等软件和硬件建设及师资培训等。例如，中国医科大学 PBL 教改项目由时任副校长牵头，投入大量的教改经费，在 11 门基础课程和 12 门临床课程中全面推行 PBL，先后投入近 60 万元支持了 67 个 PBL 教改项目，每个项目经费 5 000～20 000 元；华中科技大学仅 PBL 小教室建设的投入就达数百万元；复旦大学医学院先后将 20 多位导师送到加拿大不列颠哥伦比亚大学接受现场培训；北京大学 PBL 的每一个专题都由知名专家教授领衔、精心设计教学环节；上海交通大学医学院近 3 年来先后邀请国内外有关专家来院讲学，并选送 160 余名有热情、善于教学的临床与基础医学的骨干教师或医师到我国的台湾、香港，以及美国、加拿大等的大学学习与观摩，从师资结构上有力地保证了 PBL 改革的顺利实施。

二、成功的 PBL 教师，应扮演以下几种角色

（一）促进者

教师应营造开放的学习氛围，让每位医学生都投入主动的学习之中，并设法保持整个学习过程的活跃性。讨论过程中，不断鼓励医学生进行分析、思考、交流及批判性评价，鼓励不同观点的表达，培养医学生深入探索的习惯，使之成为独立、自主的学习者。

（二）指导者

教师应通过开放性问题启迪医学生讨论，鼓励其主动质疑错误的概念或观点；当医学生偏离学习方向时给予适当引导，引领学生走向知识理解和运用的更高层次。

（三）示范者

教师在适当时机进行提问与引导，无形中起到了示范作用，让医学生体会分析问题、解决问题的思路，培养解决问题的能力，建立临床思维模式。此外，教师还应通过良好的行为表率对医学生产生积极的影响。

（四）管理者

教师需要管理小组内部的人际关系，协调不和谐或低效率的人际关系倾向，帮助学生建立信任与合作的互动关系，培养学生尊重他人的良好品质。

（五）评价者

教师应以公开坦诚为原则，适时对小组讨论的过程、学生的个体表现等做出客观公正的评价，并给予具体而有建设性的反馈和建议。同时应鼓励学生公正地评价自己和他人的表现，学会接受小组成员的批评意见，以促进自身的进步。

三、我国医学院校在实施 PBL 过程中存在的问题

国内外几十年的实践已证明，PBL 有利于调动学生的积极性、主动性、创造性，在培养创造型、开拓型、实用型医学人才的过程中，PBL 有传统教学方法无法比拟的优点，值得在国内医学教育领域推广。但相比于西方医学教育界应用 PBL 的状况，我国众多医学院校在引进、尝试及实践的过程中，尚存在许多不适应的现象，同时也面临着诸多困难，影响了其优势的发挥。归纳来说，主要表现在以下几个方面。

（一）缺乏深度的交叉融合

近年来，许多医学院校在医学生的本科教育中积极推广 PBL，但从文献报道中可以看出，绝大多数院校都是在学科的内部或临床教学阶段试行 PBL 教学法法，其本质多属于案例讨论式教学，并未真正实现学科间的交叉融合，也没有形成像加拿大麦克玛斯特大学、香港大学李嘉诚医学院等院校所实施的完全整合型的 PBL 课程体系与教学模式。

（二）学生不适应新的学习模式

我国学生在 PBL 的学习过程中也面临着一些困难。传统的教学方法、思维模式和

学习态度使学生更习惯被动地接受知识，而非主动地学习。有些学生认为传统的、以学科为基础的教学对获取知识来说还是高效率的（实际上学习效率可能并不高），而 PBL 的学习则会造成部分学生发言被动，不能积极地参与到讨论中来。但是，随着近年来 PBL 在各大医学院校广泛推广应用，我国学生正在逐步地适应。

（三）教师不适应新的教育理念

PBL 对教师各方面的素质和能力是一个很大的考验。我国绝大部分教师是在应试教育模式下成长起来的，习惯于照本宣科，而 PBL 对教师的要求较高，需要教师有较宽的知识面、善于协调课堂等。随着 PBL 层次的递进，教师需要不断地接受培训再深造。目前，各大医学院校虽有很多校级培训项目，并有较多的与香港、台湾方面的 PBL 学术交流活动，但我国至今尚未形成正规的、完整的教师培训体系。

（四）师资和教学资源的相对匮乏

PBL 改革对师资和教学资源有一定的要求。如果将 PBL 大面积地在国内推行，教师人数势必大大增加，但受制于核定教师编制数不足及国内学生数超出国外学生数的现状，要做到这点是相当困难的。因此，PBL 在国内的做法还只是在部分专业、部分学生中试点。目前，国内支持 PBL 的系统性资源不足，要实施 PBL，充足和迅捷可靠的教材、图书资料、信息资源和教学设备、经验丰富的教师都是不可或缺的条件，这对一些医学院校来说确实不易达到。

（五）没有成熟的评价体系

国内对于学生的评价，无论是用人单位还是学校或学生个人，都看重学生的考试成绩。在评奖、就业当中，学习成绩被看作是衡量学生素质的最重要因素。国外已有的评价体系显然无法满足我们的要求，因而需要对学习评价体系做出系统化、量化、科学化的改进。PBL 的兴起对传统的评价无疑是一个更大的挑战。

四、国内部分医学院校 PBL 实践效果

国内已有几所医学院校推行了 PBL，并取得了较好的实践效果，如四川大学、中国医科大学、上海交通大学等。

（一）四川大学华西医学中心的 PBL 实践

四川大学的 PBL 改革尝试始于 20 世纪 90 年代，学校先后派出教师到美国医学院校学习 PBL，并在组织胚胎学、生物化学、外科学、护理学、检验医学等课程和专业教育中初步使用。自 2004 年开始试办八年制医学教育以来，相关课题组通过会议交流、文献查阅、访学参观等方式，以及赴美国华盛顿大学专项学习等活动进行了充分的准备，并于 2006 年 10 月正式开课，初步建立了本校的 PBL 课程。四川大学结合教学组织架构、学生人数、师资情况等多方面因素，将 PBL 定位为"方法和能力训练"，重在"探索及解决问题的过程"，而不在于病例涉及的专业知识和内容。学校采用了"独立设课、少量病案、持续多学期"的 PBL。PBL 课程的学生成绩评定基于过程考核，重视教学反馈，采用等级评分，引导学生关注自身的优势和不足，避免"唯分数论"。相比国内其他医学院校，四川大学的 PBL 改革走在前列，有比较完整的 PBL 课程体系，包括

PBL 课程安排、课程组织、课程实施及课程评估。可以说，四川大学的 PBL 课程的探索与实践独具特色。

（二）中国医科大学的 PBL 实践

中国医科大学于 1998 年在国内率先开始 PBL 改革的尝试，于 2004 年成立了"中国北方学教发展中心"，同时在学校立项鼓励教师进行 PBL 实践。截至 2009 年底，共有 113 项 PBL 相关研究与实践立项，投入资金 250 余万元，项目几乎涵盖了基础医学和临床医学学科的所有课程（第一批立项主要集中在临床医学专业，第二批立项包括口腔医学等专业，第三批立项重点在临床医学专业基础医学整合课程），调动了各学科 300 余名教师参与 PBL 的积极性，并使 4 000 余名学生从中受益。学校借鉴国外医学教育成功经验的同时，根据本校各项资源条件，因地制宜进行了 PBL 项目，总体上形成了 3 种 PBL：学生小组讨论 + 传统大课教学，学生小组讨论 + 整合课程大课教学，学生小组讨论 + 传统大课教学 + 网上讨论。该校对 PBL 进行了广泛深入的研究与实践，有效地提高了医学生分析问题和解决问题等的应用性能力。该校还多次在国内医学教育学术会议上介绍相关改革经验，产生了一定的影响力。

（三）上海交通大学医学院的 PBL 实践

20 世纪 80 年代初，上海第二医科大学（上海交通大学医学院前身）曾在第 86 届、第 87 届和第 88 届临床医学专业部分学生中施行"以临床问题为引导的基础医学教程（clinical problem-oriented basic medical curriculum，PBC）"和"以问题为引导的临床医学教程（problem-oriented clinical medical curriculum，POCMC）"改革，促进了基础结合临床、理论联系实际，提高了学生的主观能动性及综合思维能力。这可以说是国内最早对 PBL 的应用，但上海交通大学医学院真正的 PBL 实践是从 2007 年开始的。2007 年，首批教师培训；2008 年，初涉尝试；2009 年，评估再拓展；2010 年，深入推进及相关制度建设；2011 年，PBL 由八年制临床医学专业扩展到五年制临床医学专业及其他医学相关专业。多年的 PBL 实践，形成了基础医学阶段以器官系统整合的 PBL，临床医学阶段以循证医学指导的 PBL 整合教学，具有医学院特色的渐进的混合型 PBL 教学法模式，改变了医学院传统的教育面貌。教师的培养是 PBL 成功的基本要求，开展定期的教师培训已成为学校教育教学质量提升的重要工作之一。

4 年中有 160 余名临床与基础医学的教师参加了海外的医学教育教学培训，600 余名教师或医师参加了校内教学培训，为学校整个医学教育改革奠定了坚实的基础与可持续发展的动力。PBL 教案的编写与指南的制定将是近年来必须推进的基本任务。在实施 PBL 教学法前，教务管理部门制订了详细的教案撰写要求、教案评选标准、学生评分标准、教案反馈表格等。每位参与培训的教师都撰写了 1 ~ 2 个教案，在 PBL 教师会议上，经过教师们的多次讨论，从几十个教案中精挑细选出适合本学期学习的 PBL 教案，并经相关临床和基础学科的教师反复修改，再正式运用到 PBL 课程中去。为切实推进 PBL，丰富 PBL 案例，并保证每年有 50% 以上案例得到更新，自 2010 年起，上海交通大学医学院每年举办 PBL 教案大奖赛，除设立教案优胜的相关奖励外，还设有学院、系、部及教研室的组织奖，以表彰单位的重视、团队的合作和积极广泛的参与。除了教师培训和案例撰写之外，PBL 的教学安排、教学流程设计及学生培训等也逐步迈入常规化、制度化、规范化的轨道中。在医学院教学改革中，全面实践 PBL 已有 4 年，良好的学生反映、广泛的教师参与及必备的硬件配套，大大推动了这项工作的深入与普及，初步实现了培养学生终身学习的习惯及提升学生综合能力的教学目的。

五、PBL 展望

目前，国内的 PBL 还处在初级阶段，现阶段我们的主要任务是立足于国内条件，充分理解 PBL 的教学理念，充分运用现有教学资源，加快新教学资源建设，从小规模 PBL 起步，善于尝试及总结经验，边试验、边修正、边完善。PBL 改革风起云涌，但同时又任重道远。第七届亚太地区国际 PBL 研讨会提出的 PBL 国际化、本土化的目标将是未来 PBL 改革为之努力的方向。PBL 引自国外，如何使 PBL 更适合中国国情，并重新走向世界舞台，将是未来我国 PBL 最为重要的课题。

[附]

PBL 在医学教育中的本土化实践及思考[*]

自 1969 年创立以来，PBL 不断在全球医学院校发展、壮大。20 世纪七八十年代 PBL 主要在北美获得了较快的发展，至 1991 年，美国 70% 的医学院已不同程度地采用 PBL。20 世纪 90 年代，欧洲及亚洲的部分医学院也开始进行 PBL 课程的试验。香港大学医学院于 1997 年正式开始实行 PBL；其后的 2 年，台湾地区的医学院也陆续开展 PBL，其中以辅仁大学采用的 PBL 课程较为深入。2000 年，我国主要医科大学的校长等负责人，在香港大学医学院参加了"医学教育改革——香港的经验"研讨会，学习了香港的 PBL 经验后，随后形形色色的 PBL 在中国大陆地区陆续开展，并见诸报道。

一、关于理念

关超然教授在他所著的《问题导向学习之理念、方法、实务与经验》一书中明确指出："PBL 是一个教育理念，却往往被当成一种教学形式去看待。"王冀生教授在《现代大学的教育理念》一文中分析了教育理念与教育思想、教育规律的联系和区别，给教育理念下了这样的定义："教育理念是人们追的教育理想，它是建立在教育规律的基础之上的。"他又补充说明："科学的教育理念是一种'远见卓识'，它能正确地反映教育的本质和时代的特征，科学地指明前进方向，当然教育理念并不就是教育现实，实现教育理念是一个长期奋斗的过程……。"

教育理念的更新对于提高医学教育质量至关重要。由于我国长期以来实行灌输式教育和应试教育，大多数医学院校至今仍然采用灌输知识的教学模式这种方式驱使学生死记硬背，重知识、轻实践，严重地阻碍了学生的独立思考、综合运用知识的能力和创新精神，因此当医学教育者接触到 PBL 后，自然而然地把它作为原先教学方法的补充和改进。但纵览有关 PBL 的文献，不难发现，报道者以 "PBL 教学法" 作为主题词很难

* 黄钢，关超然. 基于问题的学习（PBL）导论：医学教育中的问题发现探讨处理与解决 [M]. 北京：人民卫生出版社，2014.

寻觅到对 PBL 更深层次的思考。单从教学上来说，PBL 可以简单分为 3 个层次：第一层是以教师为中心，即教师以自身的兴趣、爱好、想法、能力为基础来实施教学，这是最常见的一种教学模式；第二层是以学生为中心，即教学围绕学生对知识的掌握、操作的熟练、就业的完成等来展开，这是近年来普遍关注的客观结构化临床考试及临床技能训练等教学改革的出发点；第三层是以人为中心，即把学生作为一个完整的个体来看待，因此，除了以上内容以外，教学中还须涵盖人文精神、终身学习、团队合作、创新意识等有关个人全面综合发展的诸多内容。反观 PBL 的设计理念，它是以问题为中心的学习，由 8～10 名学生和 1 名导师组成的多个讨论小组为单位，围绕某一具体病例的疾病诊治等问题进行讨论，强调培养学生的自学能力、实践能力、团队合作精神。这一设计理念体现了以人为本的现代教育思想，也很好地契合了"医生应促进健康、防治疾病，提供初级卫生保健；医生应遵守职业道德，热心为患者服务和减轻患者的痛苦；医生还应是优秀的卫生工作管理人才、患者和社区的代言人、出色的交际家、有创新思维与能力的思想家及信息专家，掌握社会科学和行为科学知识的开业医生和努力终生学习的学者"这一国际医学生培养标准。

二、关于形式

好的理念要有好的形式来实现，经典的 PBL 一般由 8～10 名学生和 1 名导师组成的多个讨论小组为单位来实施，但目前大陆的医学教育界大多数实践者，都是根据自己的理解小心翼翼地来逐步尝试的，因为有关文献报道特别是早两年的报道中，频繁出现非经典 PBL 这样的词。笔者本人在与 PBL 的接触过程中也经历了从陌生到熟悉、从想当然到所以然的必经之路。还是在 2001 年，笔者参与外科的教学工作，由于粗略接触到"以问题为中心"的教学理念并深以为然，于是在外科见习带教中以个人理解尝试进行，具体做法为：在每次带教前先准备好大量问题，在教学过程中逐一抛出，根据学生们回答的准确情况作为见习的评分，到后来我感觉学生们对于这样的上课形式已经有点畏惧了。这是我最初对 PBL 的理解和实践。

2008 年，在上海交通大学医学院的组织安排下，我有幸到香港大学医学参观、学习，在那里我系统地接受了 PBL 培训，从旁听 PBL 授课、学习病案撰写到与学生、教师沟通，通过该次访问，我对 PBL 有了相对全面的了解。回到上海后，我开始尝试非经典 PBL 的教学，即把 PBL 的病案放在一个 30 余人的班级进行同时授课，不过学生须进行分组以方便讨论，所有的教学内容在一个上午全部完成，缺少自学、再讨论这样的环节，这是一种不得已而为之的模式。原因首先是接触过 PBL 的师资有限，其次是教室资源和授课安排都要有相应的支持或调整，但是学生们对授课效果的评估让我们看到了希望。

后来我们还邀请了澳大利亚的教师来给学生上 PBL 课，结果他也是选择非经典的 PBL 模式。随着上海交通大学医学院对 PBL 师资的大力培育，我们逐渐将一个班拆成两个班，直至可以小组讨论，教学环节也逐渐覆盖医学基础、临床理论、见习和实习等各个环节，教学内容也从无到有，其比重逐渐在增加。但总体而言，我们目前仍然是 PBL + LBL 的混合模式，这也是国内文献报道中普遍采用的模式。

三、关于师资

前文已经提及没有充足的师资是无法实现真正意义上的 PBL 的，但在 PBL 中，教师仅仅是引导者而非主导者，我在香港大学旁听授课时就发现，有的教师会适度参与讨论，而有的教师从开始到结束几乎一言不发，而这给我带来的最大困惑是：如何体现一名优秀的教师对学生的那种潜移默化的影响作用？

在北京协和医学院有这样一句话："协和的学生不是教出来的，而是熏出来的。"据说有一天，冯应琨教授在黑板上写出"癫痫"2个字，问学生是否见过癫痫病大发作，学生回答没有，只见冯教授马上倒地，四肢抽动，口吐白沫，吓得大家都站起来不知如何是好，冯教授这才站起来不紧不慢地说："这就是癫痫病大发作。"受过这次情景熏陶的人大约是一辈子也不会忘记的了。

从我个人学医的体会而言，曾经给我上过课的一些教师，以其优雅的风度、渊博的知识、平和的态度，以及对医学的热爱深深地打动我，并至今影响我。我的导师张圣道教授在讲授胆道蛔虫病时举了1个例子，说他有个朋友有此病，突然有一天打电话给他，说自己腹痛难忍、满地打滚，待张教授到朋友家时，却见他那位朋友正在悠闲自得地与人下棋。1个小故事生动形象地说明了胆道蛔虫病的发病特点。那堂课过去20年了，至今仍深深印在我脑海中。

相对而言，PBL强调学生的活动空间而大大压缩了教师的表演舞台，而优秀医学文化的传承离不开优秀教师和学生亲密接触、耳濡目染、潜移默化的过程。爱因斯坦有一段精彩的阐述："教人一个专业是不够的……重要的是学生能获得、理解并对于价值有生动的感受……这是需要从与教师的接触中，而不是通过教科书所能得到的。主要依靠它，组成并保存了我们的文化。"那么如何在PBL这样一个有限的舞台上尽可能展现教师的个人魅力呢？通常，大教授们是不屑于参与PBL的导学的（通常教务人员也不敢安排他们上PBL课）。我们的经验是让那些热心教学工作、在学生当中具有相当声誉的年轻医生参加PBL，一方面，这可以增加他们的教学经验；另一方面，他们的亲和力更容易引导学生进行讨论和激发学生学习的热情。我们的年轻教师在授课中扮演患者，现场模拟询问病史、医患沟通等环节，也获得相当不错的课堂效果。当然，参与真正的PBL前通常有3个准备阶段：①参加PBL师资培训班；②撰写一份PBL教案；③旁听1次完整的PBL授课或是担任1次助教教师。

四、关于教案

有教育家指出："教育不是装满一个桶，而是点燃一把火。"好的教案就是点燃这把火的导火索。PBL教案是学习的焦点、讨论的框架，能够激发学生和他人分享他们已经掌握的知识，在分享和讨论中发现知识的缺陷，从而促使他们课后自学。

好的教案必须具备3个条件：①真实。由于大多数PBL教师是临床医生出身，积累了相当多的临床案例，因此，选择一个合适的案例并不难。而脱胎于真实案例的病案具备较高的可信度，教师可以直接将患者的影像资料、相关化验等带入课堂，让学生真正体会作为一名医生的挑战和成就感，由此激发学生参与的热情和探究的兴趣。②适度的复杂性。针对临床理论、见习、实习等不同阶段的学生，在教案准备中设置相应的难度，既要避免一眼识破天机，又要避免学生产生畏难情绪，这是对教案撰写者的一种挑战。③学习目标的多元性。一个好的教案不仅仅是用于疾病知识的学习，更要有相关疾病预防、健康宣教、人文关怀、卫生经济甚至社会热点的内容，希望通过案例能让学生体会到医生的多元角色，最大的希望则是通过合适的案例加上教师的引导，真正实现职业价值在学生脑海中烙下深深的印记。PBL 注重的是过程的学习，而不是案例本身诊治的结果，这与通常的临病例讨论中使用的病历应该是有明显区别的，这一点需要引起大家的重视。

五、关于学生

有一次，孔子的弟子子路问孔子："老师，听到别人的建议，自己就立刻去做吗？"孔子回答说："应该先问问你的父亲和兄长，怎么能听到别人的建议，自己就立刻去做呢？"后来，孔子的另一个弟子冉有同样问："老师，听到别人的建议，自己就立刻去做吗？"孔子回答说："是，听到别人的建议，自己就应该立刻去做。"同样的问题，教师为什么会有截然相反的两种回答呢？弟子公西华带着心中的疑问，跑去问孔子。孔子解释说："冉有做事谦逊，遇事退缩，所以我让他勇于进取。但是，子路胆大逞强，办事冒失，所以我让他先和父兄商量后再去做。"以上这个小故事说明，早在孔子时代就已经注意到因材施教了。PBL 也要因人而异，而且要基于学生学习的兴趣和主动性，缺少这两者，PBL 课堂必然是死气沉沉或是频频冷场。我们也注意到在课堂上有些学生过于活跃，而有些人则一言不发，如何让所有学生都能够从 PBL 中获益是每个 PBL 教师必须面对的难题。在 PBL 改革中，我曾经发现这样的现象，学生在第二或第三次上课时会拿着一大沓打印好的文档来汇报课后所自学的内容，而表达方式往往是照本宣科，几次三番以后，我不得强求他们必须采用 PPT 形式汇报，一则让他们对网上查找到的资料进行汇总消化，二则锻炼他们的 PPT 制作能力和演讲能力。经过一段时间的实践，发现效果不错，但接下来的问题是他们的汇报往往会重复或是缺少关联。此外，每个人只关注自己汇报的内容而对他人的汇报缺少互动。我不得已再次强求每个人必须对他人的汇报提问，而且汇报内容按 2～3 个模块分工，每个模块由 2～3 个人共同准备，汇报内容要互有交叉，目的是提升他们的合作分工能力及提问的能力。就这样，我们的 PBL 课程在不断摸索中前行，在积累一定经验后，我们挑选比较有经验的教师和比较受学生欢迎的内容，取得了不错的学生反馈。

六、关于评估

对于 PBL 这样一种相对较新的学习方式，缺少客观而量化的评估应该是其软肋。

尽管我们在实践中采用教师对学生、学生对学生、学生对教师的多维评估，但所有这些评估都是主观的。不少文献还进行了对照研究，将学生分为 PBL 组和 LBL 组，然后对比常规考试的成绩，当然有不少结果证明 PBL 组的成绩显著好于 LBL 组。看到这样的结果不免令人有些哭笑不得，因为这并不是 PBL 的初衷，但这也说明了 PBL 的难处和困境，毕竟我们还无法摆脱应试教育的束缚。

当然也有一些研究值得注意，如施密特（Schmidt）对 820 名荷兰马斯特里赫特大学（Maastricht University）PBL 课程毕业生进行问卷调查，结果显示：在合作、问题解决、独立工作、交际能力等方面，PBL 学生较 LBL 学生有优势。另有一项循证研究对 PBL 提高医学生毕业后临床实践技能的效果进行系统评价，最终纳入 16 个对照研究，但仅有 1 个为随机对照试验，结果显示：4 个研究的客观评价和 2 个研究的自我评价结果均显示 PBL 组的医生的综合能力强于传统教学组的医生。在卫生保健、法律伦理道德、研究及表达技巧和解决问题的能力方面，自我评价和客观评价均显示了 PBL 的优势。但在其他方面，PBL 对医学生毕业后临床实践技能的影响尚存在一定争议。

　　不管国内或国外，对 PBL 评估的研究尚存在许多争议或不足，个人认为在推广 PBL 的同时，如何更好地评价 PBL 在国内医学人才培养方面的价值将是我们今后所要关注的重点。

第四章 以案例为基础的教学法

以案例为基础的教学法（CBL）是由美国哈佛大学法学院于1870年首创。1910年，所有居于领衔地位的法学院都使用CBL，在第一次世界大战期间，哈佛商学院开始采用该方法。20世纪三四十年代，CBL已经在商业教育中相当普及，并被广泛用来教授他们实践的主要观点技能、隐含的原则。

第一节 发展历程

1893年创办的约翰霍普金斯医学院，打破了医学生不与患者接触就可以取得毕业证书的医学院传统教学模式，这种模式下，医学生要在医院进行2年的临床学习，来获得医院医疗和护理等方面的经验。奥斯勒教授首先在医学院附属教学医院的病房中引入"临床职位"，让医学院的学生在医生指导下负责5个或更多的患者，他们在教学人员和临床医生的监护之下进行检查、诊断、记录，使"整个医疗艺术被置于观察之中"。临床实践场合成为科学观察和探究的场合，临床病例成为医学院学生研究的案例，这是医学教育中案例教学的一种形式。另一种形式是临床病理学会议，病理学家、临床医生、教学人员、医学院学生共同参与研究患者的医疗记录。这种形式的案例法得益于医疗行业中相同的实践惯例：医生通常被要求对患者的情况、诊断和治疗的过程、方法及结果进行详细的记录，即制作病历。病历使CBL超越了临床病种的局限性——"当教学需要时，可能没有足够的某种疾病的患者"；病历记录使CBL在医生的职前教育中的大规模运用成为可能。可以说，正是病历记录为医学教育中的CBL提供了充足的材料，才使得CBL在医学教育中迅速地流行起来。20世纪30年代，美国大多数医学院都采用了CBL。

案例是包含一个或多个疑难问题，同时也可能有解决这些问题方法的实际情境描述，描述的是教学过程中"意料之外，情理之中"的事。根据教学目的的不同，可分为描述性案例、说明性案例、证实性案例和探索性案例。

案例有3个基本特征：①案例是与实践相关的。不管哪种类型的案例，都是与特定事物有关的，它们必然是关于情境的。案例的叙述要把事件置于一个时空框架之中，要说明事件发生的时间、地点等，也就是特定事物蕴含于其中的或为达到分析目的而基于实践所建构的情景。②案例是与行动、意图和教师职业责任相关的。案例的描述有时只需要用两三个句子就可以定义一个进退两难的境地，但它对行动等的陈述，却能反映出临床教师工作的复杂性，揭示教与学、医与患之间的伦理关系，揭示内心世界如态度、动机、需要等心理特征。③案例是与教学变量、意义、理论观点的多样性相关的。案例蕴含了教学的复杂性和不确定性，叙述要具体、特殊，不是笼统描述或抽象化的、概括化的说明，要有一个完整的情节，反映出事件发生的特定的临床背景，反映出这是师生围绕特定的教学目标和特定的教学内容展开的双边活动。

国内沿用基础医学课程、临床医学课程和临床实践3个阶段来培养医学生的"以学科为中心"的医学教育教学模式已有150多年。直到1993年，在爱丁堡世界医学教育会议上，多数专家肯定了"以器官系统为中心（organ system centered，OSC）"和"以问题为中心"的两种教育模式，国内很多院校才开始尝试"以器官系统为基础，以疾病为中心"的教育教学改革探索，并同步推进学科建设，CBL教学模式也逐渐受到重视，并开始成为医学教育的主要方法之一。CBL的核心是通过教师对特殊案例的分析，帮助学生掌握一般的分析原理，并进而提升学生独立分析和解决问题的能力。20世纪80年代，国内高校如汕头大学、大连大学、首都医科大学、重庆医科大学等的CBL教学比较系统，从指导方案、教师培训、具体实施、效果评价等方面做了全面整体的设计和思考。

CBL的特点是打破学科界限，围绕问题编制综合性课程或教学内容，以提高学生学习的主动性，培养创新能力，提高学生获取新知识、有效运用知识解决新问题的能力为教学目标。在医学领域，临床案例教学是指在临床教师的指导下，就某一主题运用涵盖该主题知识点的典型临床案例，组织医学生学习和讨论的一种教学方法。医学教师为启发学生掌握不同疾病的诊断与治疗，将不同疾病的诊断及治疗过程记录下来做成案例，用于课堂分析，以培养学生的诊断推理能力。

随着时间的推移，其他职业领域也开始采纳CBL以满足自己的教学和培训要求，CBL也被用于自然科学和人文科学教育的本科和研究生教学，甚至用于继续教育范畴。

CBL的优点：①可充分调动学生的积极性。CBL是对传统教学的改革，它改变了长期以来教师惯用的"灌注式"教学，代之以实例、设问、分析，以及学生的共同参与，以其生动性、现实性充分调动学生的积极性，提高教学效果。②可提高学生分析、解决实际问题的能力。在实例中锻炼学生，全面提高学生解决实际问题的能力。切实培养医学人才，避免纸上谈兵。③可巩固理论知识。从教育学的观点看，CBL符合巩固性原则。它易于理解，有利于学生的记忆和激发学生的学习兴趣，深化理论教学，巩固所学的理论知识。但CBL的应用有很大的局限性：①它更适用于高年级学生的学习，低年级学生由于专业理论知识不足，较难使用；②运用CBL，师生都要耗费较多的时间。

目前在医学临床教学中，运用案例进行教学是非常普遍的，运用CBL，教师关键要把握好选编案例、组织讨论和做方案评论3个环节。

（1）选编案例。呈现于学生面前的书面案例，一般应包括案例描述、背景材料、要求解决的问题3个方面的内容。选编的案例要符合典型性、真实性、分析价值3个原则要求，案例描述应注意不要加入教师倾向性的意见或暗示解决问题的办法，以免影响学生独立思考、独立判断。

（2）组织讨论。案例的讨论一般应在学生做了充分准备、写好方案的基础上进行。在讨论中，应当以学生为课堂的主角，教师只从旁指导、引导。必要时，可以做一些说明，或介绍一些不同的论点，或提醒他们曾经学过的某个理论，但不要为他们解决具体问题。对学生的不同观点、不同意见，不要急于表态，以活跃课堂讨论气氛。但讨论如果偏离了主题，要及时提醒他们回到主题。如果学生之间意见分歧较大，争论不下，允许他们各自保留意见，鼓励他们继续研究，以寻求最佳方案。

（3）做方案评论。教师要对各个学生所拟方案和集体讨论后的方案进行评论，包括对研究过程和讨论情况的评论，而不给出一个标准答案。至于各个方案的效果如何，需要通过实践检验才能做出结论。评论的着重点应当是决策过程是否科学化，这样才有利于培养学生的分析问题能力和决策能力。

第二节　教学设计

案例教学法的教学设计包括：案例准备、学生小组准备、小组集中讨论和总结。

一、案例准备

选择好案例是进行案例教学的关键。一个成功的案例常常能够引导学生提出具有针对性、挑战性的问题，强调培养学生的自学能力、动手能力、沟通能力，且知识牵涉面广。在医学教学时，案例选择大多来源于真实的临床病例。经典病例通常具有覆盖面广、思路清晰、概括性强、结构合理等特点，但是由于学生理解能力、知识点掌握情况等的不同，这些经典案例不一定能满足教学的需要，此时就需要教师进行合理的修改以符合学生实际情况，即教学需要。教师也可以根据课程要求和学生的知识经验掌握情况，鼓励学生自己编写案例，这不仅可以增强学生的兴趣，而且编写案例的过程就是加深对课程内容理解的过程。例如，讲授医学寄生虫学课程时，教师要求学生编写一个已经学过的寄生虫的医学案例，强调症状和病理，但不要写出寄生虫的名字，然后让他们交换案例，分析辨认每一个案例中描述的寄生虫。在编写过程中，学生必须查资料，并要对所述内容有自己的理解和建议。教师在课堂上尽可能多地呈现学生的案例，让学生获得成就感，鞭策他们继续努力。

编制案例的目的，一是促进作者自己反思，二是要帮助其他人从案例中学习。案例不仅仅是对教学事实、情节的描述，在编写案例时作者还要提炼自己的想法，并将它以书面的形式反映。一个案例一般包括以下5个部分：①教学背景，包括课程、教材、教学、教师、学校、学生等教育环境信息。②基本教学过程，在观察记录和实录的基础上，对课堂或实践现场进行描述，可以引用教师、学生的语言，要求突出中心思想。

③建议讨论的问题，在假定用该材料进行教学的前提之下，执教时可以引导学生讨论问题，即案例作者要突出的中心问题，要求问题系统而具体。④教学注释，为使用案例来学习、教学的人员提供指南。⑤分析与研究，依据一定的框架对该案例做定性分析，针对案例所提供的背景对一些教育教学问题（可能是教学法的或学科的）提出可能的解决策略，基础是理论框架和课堂结果及对教师和学生进行的课后调查结果，归纳推理居多，可以扩展到应用它来进行培训时（可能）要解决的问题；要求条理清晰，立论有依据，证据充分。

总的说来，案例不能是平铺直叙、枯燥乏味，而要引人入胜，有中心、有主题，力图解决现实中的普遍问题，他人能从案例中学有所获。

编写案例的注意事项：①编写一个重要实践的案例并不等同于让人观看录像带。撰写案例是一个再创造过程，在这个过程中，我们以新的方式来审视我们自己。②案例对于作者来讲不是一个宣泄自己情感的工具。它是一个理解自我的工具，给教师一个可以完全表达情感的出口，帮助我们知道怎样才能成为一个更好的教师。③案例并非一篇散文或要评定等级的考卷。它是一种对已发生事件进行记录的形式，只要在那件事中是一个关键的扮演者，那么就有可以写案例的素材。④案例编写的目的是帮助学习。一个案例能否影响到教学实践，并不是由案例本身所决定的。它依赖于案例使用者对案例进行分析、讨论、研究的程度，是需要学习者具有一定的洞察力的。如果学习者掌握了一些分析研究案例的方法，那么收获就会达到最大值；有分析框架作为指南，案例使用者就有了共同语言，也就降低了案例讨论和使用时出现摸不着头脑和漫无边际的可能。案例分析可以有不同的角度，分析框架也可以有多个，因而讨论和使用也可以是多方面的。

二、学生小组准备

一般在正式集中讨论前一周左右将案例材料发给学生，学生研究案例，查阅相关资料，检索必要信息，并积极地思索，初步形成关于案例中问题的原因分析和解决方案。教师在该阶段可给学生列出一些问题，让其有针对性地开展准备工作。学生的准备工作必须充分，否则将影响整个教学效果。学生须进行分组，小组成员要多样化，使得其准备和讨论时，能产生更多不同的观点，拥有更多的交流和互动。各学习小组的讨论地点应彼此分开，小组应以自己有效的方式组织活动，教师不予干涉。

三、小组集中讨论

各个小组派出代表，发表本小组对于病例材料的分析和处理意见。发言结束后，发言人接受其他小组成员的提问并做出解释，本小组的其他成员也可以代替发言人回答问题。小组集中讨论这一环节为学生自主发挥的过程，此时教师充当组织者、主持人和管理者的角色。该阶段的发言和讨论可以用来扩展和深化学生对病例的理解程度。随后，教师可以提出若干比较集中的问题和处理方式的意见，组织各小组对这些问题及其处理方式进行重点讨论。

四、总结阶段

在小组集中讨论结束后，教师应该留多余的时间让学生自己进行思考和总结。总结的内容可以是疾病发生发展规律、诊断思路或治疗策略经验，也可以是获取这些知识和经验的方式。教师还可让学生以书面形式进行总结，使学生拥有更深的体会，对病例及分析病例时所反映出来的一系列问题有更加深刻的认识。

案例教学的开展效果还与教师、教学环境、课堂教学管理等因素密切相关。

（1）教师必须制订合理的教学计划。合理的教学计划主要包括明确的教学目的、具体追求的教学效果和对教学过程的整体设计及其控制。教学过程中问题的设计要围绕教学内容精心准备，为教学目的服务，不能随心所欲，问题不宜过多过难，否则学生难以得出合理的结果，最后只能由教师说出正确的答案，这不但失去了案例教学的意义，同时可能使学生失去对这种教学方法的认可。

（2）合适的教学环境。案例教学的班级不宜过大，学生人数太多时不能调动所有学生的积极性，因此在人数较少的班级上课效果较好；教学过程中要充分利用板书、幻灯片、活动挂布等辅助设施；教师和学生最好处在同一个平台，且能在教室内自由移动，以消除隔膜。讲台最好摆放在中心位置，课桌围绕讲台呈发散状分布，注意分组排列。

（3）有效的课堂管理。有效的课堂管理是保障案例教学顺利进行的关键。教师要能够调动学生学习的主动性，鼓励学生思考，引导其由注重知识转为注重能力；重视双向交流，组织学生讨论研究，进行总结归纳；把控教学进程，避免浪费时间，提高效率，使教学在有限的时间内取得良好的效果。

[附]

大连大学生理学课程授课教师嵇志红的教学设计

课程名称：生理学 A – 呼吸 CBL 教学；教学单位：大连大学医学院；授课对象：临床医学 2014 级、2015 级本科生；授课学时：6 学时；参考教材：《生理学》（人民卫生出版社，第 8 版）。

一、教学目的和基本要求

①通过 CBL 教学使学生进一步掌握呼吸系统的基本理论知识：肺通气阻力中肺的弹性阻力和气道阻力；评价肺通气功能的指标：用力肺活量（forced vital capacity，FVC）、用力呼气量（forced expiratory volume，FEV）；影响肺换气的因素；二氧化碳、氧气对呼吸运动调节的机制和特点。②通过 CBL 教学初步培养学生自主学习能力及运用所学知识解决临床实际问题的能力。③通过 CBL 教学初步培养学生的批判性思维、沟通能力和团队协作精神。

二、讲授重点与难点

重点：肺通气的阻力，肺弹性阻力来源，气道阻力；评价肺通气功能的指标：FVC、第 1 秒用力呼气量（forced expiratory volume in one second，FEV1.0）、FEV1.0/FVC 的临床意义；影响肺换气的因素；二氧化碳、氧气对呼吸运动调节的机制和特点。难点：临床运用 FEV1.0/FVC 判断阻塞性还是限制性通气障碍；二氧化碳、氧气和对呼吸运动调节的特点及临床应用。

三、授课内容（要点）及时间分配

教师在课前根据各项内容进度做出具体时间分配。课堂活动中，在不同的教学内容阶段，将教师和学生的任务提前分配清楚。

四、课前工作

①教师给出病例，学生根据病例确定自主学习范围并将学习情况提交教师；②教师指出学生自主学习的范围并指定应该查阅的文献资料。

五、课堂教学过程

开课5分钟：教师通过PPT简要介绍病例，学生通过板书汇报自主学习要点。

（一）病例中与肺通气、肺换气功能有关的描述（10分钟）

（学生板书归纳，教师点评，鼓励学生持有不同观点，并阐明理由。）

1. 与肺通气阻力有关

（1）症状：咳嗽，咳痰，缓慢行走时出现气喘。

（2）体征：桶状胸，干啰音，呼气延长。

（3）实验室检查。CT：支气管炎，肺气肿。肺功能检测：FEV1.0/FVC为60%，应用支气管扩张剂后FEV1.0/FVC＜70%。动脉血气分析：血氧分压55 mmHg，二氧化碳分压60 mmHg。

2. 与肺换气功能有关

（1）症状：气喘。

（2）体征：口唇发绀，呼吸急促，28次/分，桶状胸。

（3）实验室检查。CT：肺气肿。动脉血气分析：血氧分压55 mmHg，二氧化碳分压60 mmHg。

（二）用生理学知识解释患者出现上述临床表现的原因（40分钟）

（以提问的形式引导学生讨论自主学习的内容。）

1. 肺通气阻力的构成及对呼吸的影响

（1）肺通气阻力是如何构成的？（学生PPT）

（2）该患者肺通气阻力的哪个构成成分发生了改变，出现病例中的临床表现及实验室检查结果？（学生板书，写、画，或PPT讨论）

2. 肺换气过程的影响因素

（1）肺换气的影响因素有哪些？（学生PPT）

（2）该患者肺换气的哪个影响因素发生了改变，出现病例中的临床表现及实验室检查结果？（学生板书或PPT讨论）

3. 教师给出可能的初步诊断（10分钟）

（1）诊断：慢性阻塞性肺疾病（急性加重期合并细菌感染，Ⅱ期呼吸衰竭）。教师主要从以下几方面给出诊断依据：①病因、症状、体征。②慢性阻塞性肺疾病特点：气道发生不可逆性阻塞并缓慢进行性发展（持续存在的气流受限）。③病理改变（与实验室检查吻合）：主要表现为慢性支气管炎及肺气肿的病理变化。（8分钟）

（2）治疗原则。①药物治疗：支气管扩张药、全身糖皮质激素（有效抑制气道炎症，减少黏液产生）、抗生素、化痰药。②吸氧：缓慢持续低流量（1～2 L/min，大于

15 h/d)。(2 分钟)

(三) 吸氧治疗 (15 分钟)

(1) 化学感受器的分类。

(2) 二氧化碳分压升高、低氧是如何调节呼吸运动的？其特点是什么？

(3) 患者吸氧治疗时应采用何种吸氧方式？阐明其机制。

(四) 教师总结病例中病理改变与生理学的关系 (3 分钟)

提示：生理学作为医学基础课与临床课程的关系，指出基础课程的重要性。

六、总结考核 (5 分钟)

学生总结与病例相关的知识点（白板书写），然后教师补充。

七、作业布置 (2 分钟)

(1) 慢性阻塞性肺疾病患者肺的弹性阻力和顺应性会发生怎样的改变？为什么？

(2) 何为用力呼气量？何为用力肺活量？FEV1.0/FVC 有何临床意义？

(3) 解释本病例中，患者动脉血气分析检查为什么会出现血氧分压降低、二氧化碳分压升高？

八、其他

在教学中，教师还特别强调了以下五方面：

1. 加强基础与临床的联系

慢性阻塞性肺疾病是气道、肺实质及肺血管的慢性非特异性炎症。起病潜隐，发展缓慢，晚期可发展为肺动脉高压和慢性肺源性心脏病。病因较为复杂，多与长期吸烟、反复呼吸道感染、长期接触有害烟雾粉尘、大气污染、机体的过敏因素，以及呼吸道的防御免疫功能降低有关。主要症状包括慢性咳嗽、咳痰、呼吸困难等。早期无异常体征，随病情进展出现明显体征，如桶状胸、肋间隙增宽、呼吸变浅加快、呼气延长等。

慢性支气管炎是指气管、支气管黏膜及其周围组织的慢性非特异性炎症，临床以咳嗽、咳痰或伴喘息及反复发作的慢性过程为特点。肺气肿：指终末细支气管远端（呼吸性细支气管、肺泡管、肺泡囊、肺泡）的气腔弹性减退，过度膨胀、充气和肺容积增大，同时伴有气道周围肺泡壁的破坏，其典型临床表现为逐渐加重的呼吸困难和肺气肿体征。

2. 采用专业英语词汇

肺通气：pulmonary ventilation；肺换气：gas exchange in lungs；弹性阻力：elastance；气道阻力：airway resistance；肺活量：vital capacity（VC）；用力肺活量：forced vital capacity（FVC）；用力呼气量：forced expiratory volume（FEV）；通气/血流比值：ventilation/perfusion ratio。

3. 启发学生思维方面

通过慢性阻塞性肺疾病急性加重期并Ⅱ型呼吸衰竭病例分析，启发学生将所学基础理论与临床实际相结合，扩展思维，增强分析问题、解决问题的能力，为今后临床课程的学习和临床实践奠定基础。

4. 指导学生自学方面

给学生指定自主学习范围：①生理学课件。②《生理学》（第 8 版，人民卫生出版社）中"第五章呼吸"。③呼吸的基本环节，肺通气阻力的构成，肺通气功能评价，肺换气的影响因素，《内科学》（第九版，人民卫生出版社）中慢性支气管炎的主要病理改变，《病理学》中慢性支气管炎气道阻力增加的原因，《病理生理学》（第九版，人民卫生出版社）中Ⅰ/Ⅱ型呼吸衰竭的诊断依据，二氧化碳和缺氧对呼吸运动调节的机制和特点。

5. 介绍学科进展内容

呼吸节律形成的机制目前尚不十分清楚，目前主要为两种学说：①起步细胞学说；②神经元网络学说。

第三节　效　果　评　价

CBL 与 PBL 的相同之处在于整个教学进程都是从一个案例式临床病例入手，主要不同在于：CBL 是以教师为主导，而 PBL 是以学生自我讨论、最终解决问题为主要形式，教师的作用主要在于引导讨论的方向，避免偏离主题；PBL 多使用小型标准化案例，CBL 更注重实际案例。CBL 可以避免因小组机制功能不良导致的教学目标无法实现，但 CBL 缺乏实际情境体验的真实感。

CBL 是以病例为先导、以问题为基础、以学生为主体、以教师为主导的小组讨论式教学。CBL 可界定为通过一个具体临床情景的描述，引导学生对这些特殊情境进行讨论的一种教学方法。在一定意义上它与讲授法是相对立的，同时又与以下几个相近概念密切联系，但又有一定的区别。①案例素材：这是形成案例的最初的原始材料。②案例报告：以第一人称的形式叙述自己经历、活动和说明的报告。③案例研究：也称个案研究，是以第三人称形式出现的叙述某人、某事的研究报告。④教学案例：基于教学的需要和一定的教学目标所撰写或编写的原始材料、案例报告或案例研究，教学中所使用的案例常常是这种类型。⑤案例教材：特定的教学目标选择、组织、汇总起来的案例报告、案例研究或教学案例。⑥案例为本的课程：围绕案例或案例教材的运用而组织起来的课程或全部学习计划，其中既包括不同类型、风格的教学案例的陈述，也包括教学方式、方法的说明。

总之，CBL 是以教学案例为载体，是基于一定的教学目标，选择一定的教学案例从事教学的一种教学方法；它以学生的积极参与为特征，强调师生对案例素材进行共同探讨，并写出有关案例报告；它与案例为本的课程更多地体现为一种内容和形式的关系。

CBL 有利于学生的全面发展：①着眼于学生临床思维能力培养及实际解决问题能力的关系。②让学生通过案例教学得到的是内化的知识，逐渐学会如何处理众多的临床疑难问题。③有助于提高学生的表达能力、讨论技能，增强其面对困难的自信心。④缩短教学情境与临床实际情境的差距。⑤帮助学生理解临床教学中出现的两难问题，体验从业情境。

运用 CBL，可以将接受式培训导向参与式培训，在分析案例、情景模拟、角色换位、集体讨论、多角度思考、交互式讨论、开放式探究的过程中，加强教师的能力建设，提高教师培训的针对性和效能。

一个典型的案例有时也能反映人类认识实践上的真理，从众多案例中，可以寻找到理论假设的支持性或反驳性论据，并避免纯粹从理论到理论的研究过程中所带来的"传话接力"式的偏差。

第五章 以团队为基础的教学法

　　自 2002 年美国俄克拉荷马（Oklahoma）大学的 Larry K. Michaelsen 提出 TBL 这一新型教学模式以来，这种教学模式以它显著的优势迅速在一些高等院校发展起来，尤其是在医学院校。这主要与医学教育的特点相关：一是医学教育需要培养具有协作精神的医师来共同挽救患者的生命；二是 TBL 这一教学模式允许师生比例达 1∶200，更好地适应了部分招生规模较大而教师资源相对不足的医学院校，尤其是适应了 1999 年我国一批扩招后师资不足的医学院校的现状。因此，TBL 自创立以来，在美国、加拿大、澳大利亚、韩国等许多发达国家的医学院校中得到广泛的推广和应用，其应用范围从初期的商学和法学教育扩展到生物医学教育领域，涉及医学教育各阶段的教学，包括医学基础课程、临床课程、临床见习与实习教学等方面。

第一节　发　展　历　程

　　国外已应用 TBL 这一教学模式的院校，绝大多数取得了成功。例如，加拿大不列颠哥伦比亚大学已有 94 门课程采用 TBL。2007 年，汤普森（Thompson）等研究了美国贝勒医学院、亚利桑那大学医学院等 10 所医学院校应用 TBL 教学的情况，结果显示：经过 2 年的使用，10 所医学院校中的 9 所仍然继续在至少一门的课程中使用 TBL 教学。在开设 TBL 的课程中，多数情况下 TBL 仅完成部分章节的教学，但也有的课程全部由 TBL 完成。在开展 TBL 的课程上，以解剖学等基础医学课程最多。使用对象以一、二年级的医学生为主，少数学校用于三、四年级甚至住院医师的教学。怀特大学在 180 名医学生的第一、二年课程中开展 TBL，使之替代 LBL 或成为 LBL 的补充。学生问卷调查（5 分量表，1 分为不同意，5 分为非常赞成）显示：团队中学习满意度为 4.10 分，利于职业发展为 3.61 分，利于提高学习质量为 3.75 分，临床思维培养为 3.88 分。相对于 PBL，TBL 课外用时少，学生教师比高，容易操作，有学者提出将 TBL 作为 PBL 的前期训练。

　　近年来，医疗改革、教育改革越来越受到广大医疗卫生事业研究者的重视，怎样培养卓越的医生成了越来越多医学教育工作者研究的新课题。在新的医疗改革前提下，我国的医学教育更加需要培养出越来越多的、具有较强的医学岗位胜任力的毕业生，在其各自的医疗及临床岗位中发挥更加有效的作用。同时，在新的教育改革的背景下，我国医学教育体制正逐渐由应试教育向素质教育转变，素质教育的观念得到了普遍认同和重视。在这样的医学教育发展的前提下，有效而正确的医学教学教育方法就显得尤为重要。传统的教学方法要采用教师教授为主，以教课—听课—考试为主要教学方式，其特点是方法单一、学生被动，仅以考试成绩评价教学效果，不足以培养学生的思维创新能力及岗位胜任能力，已经不能满足新社会对创新人才的需求。

鉴于 TBL 在国外诸多知名医学院校的良好应用成效，且较适合课堂学生数较多的情况下分小组教学（既能保证良好教育效果，又最大限度节约师资），以及符合 1999 年扩招后我国大部分医学院校的教学需要的特点，TBL 模式在 2002 年被提出后，迅速在我国各大医学院校推广。目前，在医学教育的各阶段教学中基本上都探索了 TBL 模式，包括医学基础课程（如医学生物化学实验、组织胚胎学、局部解剖学、病理学、药理学等）、临床课程（如外科学、耳鼻咽喉科学、麻醉学、循证医学、临床心理学、内科学）等，中山大学等院校还以项目驱动的方式，在临床见习与实习教学环节进行了 TBL 的实践探索。但相对而言，在医学基础课程的教学活动中应用 TBL 的还是比临床阶段多一些。

TBL 的优势为：①TBL 使理论课的教学能在更高层次上提高学生的认知能力；②TBL 能为"后进生"提供更多的帮助和支持；③TBL 更注重培养学生的团队合作和人际交往能力；④TBL 可以最大限度地发挥教师的引导作用，激发教师的工作热情；⑤TBL 能节约课时，节省师资，提高课堂效率。

2002 年以前，TBL 主要应用于法学院和商学院的专业。2002 年以后，随着医学院校扩招，这种教学模式逐步被应用于生物医学教育领域。在我国，中山大学中山医学院王庭槐教授首先引进了 TBL 教学模式（相关情况详见本书第三章）。由于 TBL 对教学资源的需求没有 PBL 的大，其很快成为较多医学院校研究和实践的主要创新性的教学方法。有学者称，TBL 是介于传统教学和 PBL 之间的一种教学模式，吸收了两者的优点，解决了传统教学不利于培养学生团队合作、沟通、批判性思维的缺陷。目前已有中山大学中山医学院、四川大学华西医学中心、华中科技大学同济医学院、首都医科大学、大连医科大学、天津医科大学、南京医科大学、兰州大学基础医学院、三峡大学医学院等院校尝试实践 TBL，并取得了较好的成效。截至 2014 年底，TBL 教学模式在 40 余所医学院校的 210 余门次课程，将近 5 万名医学本科生中进行了实施。

医学教育为精英教育。然而，随着 1999 年以来高校的扩招，高校的教学资源相对不足，且医学教育学制长，对资源的需求也较其他学科多，这些必然会对医学教育质量造成影响。因此，国内医学院校结合现有的教学资源，针对医学生人数多、教育资源有限的实际，在历经了 PBL 教学改革的浪潮之后，逐渐认识到 TBL 对我国医学教育所具有的现实意义，并开始进行尝试和研究，同时提出十分中肯的建议："近几年高校扩招给医学教育资源带来巨大的压力。教师采用 TBL 可以一个人在一间课室内同时带教几个学习小组，在一定程度上既解决了传统教学的不足，又缓解了资源不足的压力。""鉴于 TBL 独特的优势和高校扩招后教学资源面临的巨大压力，有必要在医学教育中引入和推广 TBL。"在深入领会 TBL 倡导的教学理念的实质后，很多学校的教师在原有的学科课程的体系内，选用部分课程的部分章节，科学合理地试点开展 TBL。

第二节 教 学 设 计

一、TBL 的实施流程

TBL 是学生在教师的引导下，围绕每一个教学单元中包含的核心概念及其应用展开主动学习，经过确立教学内容—个人独立预习概念—预习确认测验掌握概念—团队练习运用概念的过程获取知识，并掌握知识的运用。基本的流程图如图 5－1 所示。

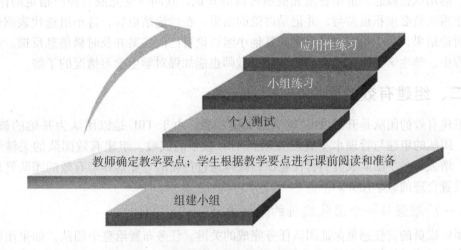

图 5－1 TBL 的基本流程

TBL 分为 3 个基本阶段：

第一阶段：预习准备过程，也称为课前准备（reading preparation）过程。教师给学生提供预习参考资料或提纲，学生在课外通过个人独立预习并熟悉掌握已确立的教学单元的课程内容。

第二阶段：预习确认测验过程，也称准备度测试（reading reassurance）过程。准备度测试包括个人测试、团队测试和团队讨论。首先由学生运用之前所学到的知识来进行一份多选题测验；之后参照分组，各组共同进行同样的多选题测验，并交出共识建立之后的最后答案；最后由教师检查考试题目。

（1）个人预习确认测验。每个教学单元的第一节课最先开始的活动是评价学生个人预习情况的确认测验，这个测验的内容通常主要由侧重于概念的单项选择题组成。知识点包括医学本科生教学大纲中需要熟悉、了解、掌握的多个方面。

（2）团队预习确认测验。当学生完成个人预习确认测验并提交答案后，立即针对团队进行测验。团队测验需要运用 IF-AT 系统卡来进行评分，题目有 A、B、C、D 共 4 个选项，在答题卡上刮开所确定选项的涂层，如果答案正确，则有符号显示，得 4 分，如果第一次刮开所选择项不正确，则没有符号显示；第二次刮开才正确者，得 2 分；第三次刮开才正确者得 1 分；第四次选择才正确者得 0 分。为了完成团队测验，成员必须对每 1 个测验问题进行讨论。团队测验完成后，教师将评分后的两套答卷（个人和团体）交还给学生，让他们发表对个人和集体表现的意见。

（3）上诉。在团队测验完成后，针对本团队测验中出错的问题，允许和鼓励任何上诉，即提出任何意见或疑问。

（4）教师反馈或总结。待所有学生提交上诉，教师可针对团体似乎仍然不清楚的问题进行一个小型的演讲或讲座。这个演讲或讲座既能解决学生的问题，还允许教师几乎完全脱离材料，涉及学生课外自学的内容。

第三阶段：运用课程概念过程（application of course concept）。小组聚集在一起展开讨论，运用课程概念，依据各组先前所习得的知识，共同讨论完成教师所指定的作业。每个小组成员必须积极参与，并记录讨论的结果。在讨论结束后，各小组选代表阐述小组的讨论结果，每个小组与班级里的其他小组讨论自己的答案并及时做信息反馈。在这一过程中，学生学会了课程概念的运用，教师也能加强对学生学习情况的了解。

二、组建有效的团队

组建有效的团队是开展 TBL 教学的关键步骤。由于 TBL 是以团队为基础的教学，因此，团队的组建与管理水平直接关系到 TBL 教学的成败。组建有效团队的关键策略包括：增强每一个团队成员的责任意识；教师通过过硬的专业素养与有效的团队管理水平，设置合理的教学任务。

（一）增强每一个团队成员的责任意识

团队成员的责任感是保证团队任务完成的关键。任务布置给整个团队，如果团队成员没有责任感，将任务交给团队中的个别成员，便无法达到 TBL 教学之课前准备的相关要求。因此，在 TBL 的教学设计中，首先进行的是个人测试，了解每个成员的预习准备情况。同时，在团队讨论中，由组长、教师或协调员密切观察每个成员的发言情况，并关注"搭便车或蹭车（free-loaders）"者的情况，以便促成其养成预习的习惯。同时，教师或者协调员还要设法调动课堂中多个小组、团队的责任感和参与感，要求每个团队、每个小组在规定时间内提交讨论学习的结果，并善于对不同团队的成果做比较，对团队的成果给予及时的反馈和评价。

（二）设置合理的教学任务

TBL 对教师的综合素质提出了更高的要求，教师除了要熟练掌握本学科的教学内容、教学大纲，还应能够灵活运用临床相关学科的知识，并多方查阅资料和文献、选择病例、设计问题等。教师要扩展知识面，提高业务素养，这样才能适应 TBL 的相关要求。

教师必须布置利于相互促进的任务。在 TBL 教学中，各个阶段的任务应该是连贯的，利于相互促进的。前一阶段任务的完成要有利于下一阶段任务的开展。为了达到最好的效果，在布置任务时应遵循"4S"原则：①有意义的问题（significant problem）。要选择恰当的、有意义的问题。②相同的问题（same problem）。每个小组都围绕相同的问题或案例展开讨论、分享信息。③具体的选择（specific choice）。每个小组都要做出具体的选择。④同时报告（simultaneous report）。所有小组都要同时做出报告。这种报告为学生提供了通过讨论和对比逐渐形成正确结论的机会，让学生通过积极的思辨获得大量信息并得出结论。

教师必须设法促进团队的交流与相互提高。TBL 的最后阶段是通过团队间的协作，共同完成教师布置的作业。而作业完成的质量，不仅与作业的交流空间有关，还与各团队间的观点有关。因此，教师在布置作业时，应考虑到团队协作的问题，同时应保证每个团队的参与度。教师布置的作业不能由一个团队独立完成，应该由各个团队分别完成其中的一部分，然后各个团队相互讨论借鉴，最后形成共同的结论。另外，每个团队都应该有重要作用，不能让团队产生被轻视的感觉而放弃讨论。这就要求在团队划分的时候，尽可能地合理分配，让每个成员都有机会完成不同的任务。

教师必须灵活应用相关学科知识、了解与教授内容密切相关的真实临床病例等，以便设计有效的问题情境。例如，在实验诊断学实验课中讲授贫血的实验室检查，有效的TBL 设问包括：①通过血常规报告单你发现了什么？②是否能诊断贫血？③贫血的程度？④是大细胞、正细胞还是小细胞贫血？⑤分析贫血可能的病因。⑥如何选择有效的辅助检查？⑦如何理解患者疾病体检结果？⑧如何诊断及鉴别诊断？等等。

总之，一个完整的 TBL 教学，分为 3 个阶段：①知识准备，即由教师指定学习内容，学生进行相关知识的准备。②知识考核：对学生的知识准备情况进行考核，分为对个体学生的测试（一般为多选题）和团队的测试（一般也是多选题）。教师及时给予反馈，学生同时可以为自己的答案进行申诉。③知识应用：每个团队利用所储备的知识开展课堂讨论，包括团队内和团队间的。各团队讨论相同的问题，提出解决方案，相互间进行比较和反馈。每个学生都要为自己的团队辩护，而教师则以"学习内容专家"的角色随时给予学生指导。

1. 组建小组

由 3～5 人组成一个小组，可由若干个这样的小组成几十人至上百人的大团队。课堂上，每个课室（约可容纳 120 余人）配 1 位教师和 1 位协调人。教师需要指导和参与小组的组建：

（1）指导学生须妥善地组建小组。组建的原则：①根据技能和能力多样性的原则构建小组，即同一小组成员的能力应有强弱差异，以便在学习过程中以强带弱；②小组的规模适宜（3～5 个成员）；③确保小组成员保持稳定，有利于学生在小组运行的过程中成长。

（2）对小组进行辅导，使每个成员明确自己的责任：充分做好个人的课前准备；参与小组活动的开展和任务的完成；参与小组的正常运作。教师可通过建立学生的责任感评分体系来强化小组成员的责任感。

2. 教师确定教学要点，学生根据教学要点进行课前阅读和准备

根据课程的实际情况制订教学计划，将课程内容划分为几个大单元，可全程实施

TBL，也可部分实施 TBL。

在每次 TBL 课堂教学的前一周将相关教学资料上传至网上供学生下载阅读，并告知学生课上将进行个人和团队测试。资料可为电子教材、教案、病历、文献等，同时应明确教学目的、要求，如学生须掌握的概念、知识点、要点及其认知级别等，便于学生有效地进行自学。

3. 个人测试（在课堂上的最初 10 分钟完成）

个人测试试卷准备：①题型为选择题，可为单选或多选；②题量适中，确保能够在 10 分钟内完成，建议 20 ~ 30 题；③测试的目的在于考查学生对教学要点的掌握程度，难度不宜过大。

4. 团队测试（在个人测试之后立即进行，时间约为 30 分钟）

团队测试试卷准备：①题型为选择题，可分为单选或多选；②题量适中，确保能够在 30 分钟内完成，建议 10 ~ 15 题；③题目的难度较个人测试有较大提升，须经过小组讨论方能确定答案；④须精心设计答案，使备选答案具有一定的迷惑性。例如，可提供多个正确答案，但只有一个最佳答案。

刮涂卡的设计和准备：① 答案正确，则刮开涂层可见符号提示；答案错误，则刮开涂层无符号提示。② 每次团队测试均须提前设计和印制好刮涂卡。

5. 应用性练习（考查学生应用知识能力的问题）

应用性练习是现实中可能面对的问题，可以是编写好的案例或适当组织好的临床病例。问题难度大，备选答案通常没有对错之分，但学生通过展开小组间的辩论可获得最佳答案。课堂的应用性练习须遵循"4S"原则。

第三节 效果评价

一、TBL 与 PBL 在教学思想及认知聚焦上的不同

TBL 与 PBL 都是对传统的 LBL 的教学模式的改革，均是改变传统教学模式中以教师为主体的方式，将学生作为教学的主体，增加学习的趣味性。然而，两者在核心的教学思想、基本教学方法、学习目的、教师的作用、学生的作用、分组原则、评估体系等方面，却存在较多的差别，两者的不同点如下。

（一）核心教学思想不同

PBL 的核心价值是通过设置实际的、有意义的、有价值的、启发性强的问题情境来激发学生学习的兴趣，强调学生导向的学习，并应用知识解决实际问题，学生的收获来源于导师领导的小组解决实际问题的过程。而 TBL 的核心价值是团队，强调应用教师的专业知识来解决实际问题，通过组建团队使学生积极参加团队活动，学生在相互信任、相互鼓励的合作式学习中，提升个人能力及建立自主学习的观念。TBL 学生的收获

来源于围绕实际问题的讨论，以及教师对该组讨论的及时反馈。

（二）基本教学方法与认知焦点不同

在 PBL 教学中，教师逐步揭晓事先准备的案例。学生分析案例并发现解决问题的知识缺陷，并学习缺如的知识以参加教师引导的讨论。PBL 注重培养学生收集资料、制订方案、解决问题的能力。而在 TBL 教学中，教师指定学生学习内容，学生通过自主学习参加准备度测试，并应用所学的知识在团队讨论中选择指定问题的解决方案。TBL 注重的是在有清楚教学目标的课前和课上学习，通过合作学习、讨论学习强化所学知识。

（三）学习者的目的不同

在 PBL 教学中，学生的学习动力在于参与讨论并学习其感兴趣的课外案例，同时分享自己的见解，相应的考试也相对简单。而在 TBL 教学中，学生学习的动力在于自己及所在团队在准备度测试中的良好表现，以及参加团队讨论，并且由于表现度与平时成绩相关，故学生会表现得相对主动和积极些。

（四）学生的角色不同

在 PBL 教学中，学生是参与者。在复杂的问题情境中，学生要努力地调查研究并解决问题，既要自己确定学习内容，又要独立完成课堂外学习，并参与小组讨论。PBL 注重学生在自主探究中找寻适合自己的学习策略。而在 TBL 教学中，学生首先是团队合作者，在独立完成课堂外学习的基础上，要熟悉、掌握预习教师规定的内容资源、参与团队讨论，并将团队讨论意见提交给全班讨论。TBL 注重学生通过组内讨论、组间交流提高自主学习能力和团结协作精神，学会在研究和创造中学习，组员既要合作又要分工，在合作中开展头脑风暴、沟通交流、取长补短。

（五）教师的角色不同

PBL 教学中，教师是认知教练。教师组织案例来激发学生的学习，给学生设定问题情境，创造一种学习环境激发学生思考，促进小组讨论，适时地对学生的思维进行监督和指导，最后进行评估，必要时给予引导，教师更多地像一个顾问，帮助学生完成独立学习。TBL 教学中，教师是组织者和指导者。教师需要制订教学目标，选择教学内容，准备测试题目，提出学生要解决的问题，组织团队讨论；对于布置预习的内容，还要提供准确的测试答案，要字斟句酌，引导学生运用知识解决实际问题。

（六）分组的原则不同

PBL 教学中，学生自行分组，随机性大，组间实力差异较大；而 TBL 教学中，教师遵循组内异质、组间同质原则，将学生按照年龄、性别、性格、成绩、能力等划分为固定小组。注重组内的互补性和多样化，既有利于增强团队的凝聚力，组间亦具有较强的对比性，可称为学习团队。

（七）评估体系不同

PBL 教学中，教师根据学生回答问题的次数、质量及提交的书面报告进行综合成绩评定；TBL 教学中，除理论考核的成绩外，教师对学生、学生对学生还需要做出组内互评、组间互评。

尽管两者之间有上述不同，但也有共同点：①TBL 是在 PBL 的基础上发展起来的，两者都以建构主义理论为学理基础；②无论是以问题为出发点（PBL），还是以知识为出发点（TBL），都能很好地促进学生自主学习能力、独立思考能力、协作意识及表达能力的提高；③两者均以学生为中心，克服了传统的"填鸭式"授课方式的不足，由知识传授型转向多项能力培养型，调动了学生的学习积极性，加强了师生互动；④两者的评价体系虽不算完善，但相对于传统单一的评价方式，TBL 和 PBL 能够多方面反映授课的质量和学生掌握知识的程度，从而对整体上提升教育教学质量有所裨益。

二、TBL 的优势

TBL 的优势在于能有效地促进学生自主学习，提高学生的实践能力，以及提高学生的学习效果和成绩。

（一）促进学生自主学习

TBL 以学生为中心，鼓励学生自主学习、相互讨论、相互学习，能够发展学生的自主学习能力。TBL 教学中，学生在课前预习过程中会遇到的各种问题，为了解决这些问题，学生会主动寻找各种途径解决。这种教学方法可以充分调动各组学生（包括差生）的主观能动性，提高学生的自主学习能力，使学生成为学习的主角。TBL 可以使学生逐步完成由"学会"到"会学"的转变。而在传统的教学模式中，学生往往是被动接受教师的讲解，即使遇到问题，相当部分学生也不会主动求解，只是等待教师讲解，如果教师没讲到，就丧失了学习这部分知识的机会。

（二）提高学生的实践能力

传统的教学模式被称为填鸭式的教学，教师按照教学大纲要求进行教学，往往注重理论而很难兼顾实际应用，使学生处于被动接受知识的状态。学生能比较好地学习和领会医学统计学的各项原理和方法，但遇到实际问题，往往却无从下手。例如，医学统计学课程中，TBL 教学鼓励学生自主学习和相互学习，以实际问题为出发点，让学生学习统计学不再停留在理论阶段，而是跟实际案例紧密联系。这既提高了学生对理论知识的认识和理解，也提高了学生解决实际问题的能力。

（三）提高学生的学习效率和成绩

TBL 教学进行小组分组时，结合学生以往的学习成绩，在学生自愿的原则下，将其平均分到各小组中。各层次的学生以小组为单位，可以互相帮扶，共同提高。所谓三人行必有我师，人的思维总是有局限性的，集众人的智慧可以显著地提高学习效率。调查显示，TBL 教学组学生的课前和课后成绩均高于 LBL 教学组。课后较课前成绩的提高分数，也是 TBL 教学组高于 LBL 教学组（单侧检验 $P = 0.046$）。罗益峰等人进行的 TBL 教学实验中，也有相似的结果（$P < 0.05$，两组均有 26 名学生）。

三、TBL 对教师提出了更高的要求

在以往的教学模式中，教师只需要备好自己所讲的课，按照既定的大纲和课件上完

课即可。在 TBL 教学中，虽然讲授的理论知识变少了，但由于学生进行了课前预习，查阅了相关文献资料，课堂讨论时往往会提出一些比较复杂、难度较高的问题，这就要求授课教师非常熟悉相关学科的最新研究进展，同时还需要具有多学科、全面的基础医学知识，这样，教师才能很好地回答学生的问题。此外，教师要同时面对多个小组，这对教师的知识和能力都提出了很高的要求。

传统的教学模式如果想达到较好的实习课授课效果，1 名教师最多只能带 30 ～ 40 名学生。如果采用大班教学，教学效果会大打折扣。但是 TBL 教学只需要 1 名教师和 2 名助教就可以顺利开展大班教学，班级人数可以扩增至 60 人甚至上百人，并且不会降低教学效果，这点在大学师资力量严重短缺的今天显得尤为重要。

总之，TBL 教学能够调动学生学习的主动性和积极性，提高学生学习效率和成绩，增强学生处理实际问题的能力，培养学生团队工作的意识和能力，值得逐步推广应用。

[附]
以团队为基础的教学方法的本土化实践及思考

在中国，中山大学中山医学院王庭槐教授首先引进了 TBL 教学模式。由于 TBL 不同于 PBL 对大量教学资源的需求，很快成为较多医学院校研究和实践的主要创新性的教学方法。目前已有中山大学中山医学院、四川大学华西医学中心、华中科技大学同济医学院、首都医科大学、大连医科大学、天津医科大学、南京医科大学、兰州大学基础医学院、三峡大学医学院等尝试实践 TBL 教学。中山大学在生理学课程中实施了 TBL 教学，现将该方法在 2012 级五年制临床医学生中的整体设计、实施和报告结果分享给各位同行。

目的：探讨基于 TBL 的教学模式在生理学课程中的应用效果。方法：以中山大学中山医学院 2012 级五年制临床医学专业 4—7 班共 144 名本科生为研究对象，学生共分为 37 个小组。在生理学泌尿系统的学习单元中采用 TBL，并在学习结束后对学生进行相关的问卷调查，了解 TBL 的教学效果，以便为日后的推广提供客观依据。结果：学生积极发言、讨论热烈，课堂气氛活跃；个人测试及格率为 76%；100% 的学生对 TBL 教学、主讲教师满意，99% 的学生对教学内容、教学效果满意；97% 的学生认为 TBL 教学有必要推广。结论：TBL 教学是适合生理学课程行之有效的教学方法，值得进一步推广。

一、对象与方法

（一）教学对象

以最近一次接受 TBL 授课的全体学生作为研究对象，即中山大学中山医学院 2012 级五年制临床医学专业 4—7 班 144 名本科生，学生以班级为单位随机分组，4 个班共分 37 组，每组 3 ～ 5 名学生。

（二）教学方法

我们提前一周确定教学内容，同时将临床病例发给学生，学生课前通过上网或查阅书籍等方式广泛搜集资料，做好相关准备。课堂教学时间用于完成个人测试、团队测试和应用性练习3个环节。个人练习为20道单选题，每题5分，共100分。题目内容涵盖面广，突出泌尿系统的重点和难点，闭卷方式测试个人对该章的掌握情况，时间限制在10分钟左右，之后按时收回并阅卷评分。

团队测试为10道单选题，包括A、B、C、D、E共5个选项。每题4分，共40分，小组练习所设的题目稍难，所列备选项的干扰性也较大，需要小组成员之间密切配合、团结协作和积极讨论，正确答案的揭晓则以新颖的即时反馈测评答题卡的形式进行。即时反馈测评答题卡是专门制作用于团队测试的，正确答案的选项以星号表示，然后再在表面涂上一层染料以确保答案的保密性。第一次刮到以星号表示的正确答案整组成员得4分，第二次刮到星号整组得3分，以此类推，第五次才刮到正确答案得0分。时间限制在15分钟左右，之后各组代表发言解说，最后教师答疑。此环节完成后收回答题卡并分析。

应用性练习为教师提前一周发给学生的、与本章内容相关的超纲并且难度较大的临床病例，接着设了7道与病例相关的不定项选择题，学生以组为单位进行讨论，时间为15分钟左右，各组以举牌的形式出示讨论结果，之后组间辩论，最后教师给出正确答案并分析总结。

（三）效果评价

TBL的3个环节进行完毕后，我们设计了2013年秋季学期泌尿系统TBL学生学习态度评价、满意度调查、推广TBL态度的问卷调查对此次教学效果进行评定。此外，在问卷的最后还要求学生写出对此次TBL教学活动的意见或好的建议。学生采用不记名的方式填写，问卷填写后当场收回。本次调查应到人数为144人，实到140人，缺席4人，共发放问卷140份，回收有效问卷130份，有效问卷回收率为92.9%。

二、结果

（一）教师的课堂观察

个人测试时，受试者均按时认真完成答题，10分钟后，收回试卷。有的学生反映题目太简单了，有的则认为题目有些难度且时间不够用，等等。团队测试时，刮卡环节最令学生激动兴奋，各组讨论激烈，每位组员都发表自己的看法，最后刮卡验证各组的答案。且在这个环节中，教师还将现有的问题进行延伸（如由生理问题延伸到与解剖学相关的内容），有些学生认真回忆所学知识；有些学生则立即手机上网搜索，很快给出正确的答案。此外，对未能完全理解的某些问题，学生一致要求教师再次详细讲解，讲解之后大家表示满意。TBL最后一个环节为应用性练习，对于从未接触过的临床病例，各组成员根据所找资料共同商讨。

讨论结束后，各组举牌出示答案，意见不同的小组分别做出解释说明，各组辩驳气氛活跃。尤其是开放性试题，大家观点不一，各抒己见。例如，应用性练习第七题"根据患者的病情、经济能力和治疗意愿选择合适的处理措施，尽力挽救患者现有器官功能是医生的职责。本例患者父母及妻子在事故当天迅速赶到，该患者是其独生子，已婚未育，家属要求医生无论如何要抢救患者，经济能力无须担心。你作为主管医生，考虑到患者的远期生存质量及家属的期望，欲为患者制订一套治疗方案以利于患者的康复和抚慰家属，以下措施中你会选择：

A. 进一步检查，行全身 CT 和 MRI 扫描以发现可能存在的车祸损伤，避免漏诊。

B. 请康复科会诊，为患者制作义肢。

C. 要求患者近亲家属与患者配型，以做好肾移植的准备。

D. 联系器官移植中心为患者寻找合适肾源，一旦出现肾衰则进行肾移植。

E. 请辅助生殖中心会诊，取患者精子，为其妻行人工授精手术，以防患者突然死亡而未留下孩子。"

此题为涉及医学、经济、社会伦理等的综合性开放题目，各组学生就患者是否要孩子问题展开激烈争论。有的组从中国传统观点出发，认为医务人员可帮助患者留下子嗣，传宗接代乃天经地义，这也是其妻子的义务；有的组从妻子的角度出发，认为在患者有可能不幸去世的情况下，医务人员不应帮患者留子嗣，这样以便其妻日后能找到更好的归宿，如果要留子嗣，也要征得其妻的同意；也有的组从未来孩子的角度出发，认为医务人员不能帮患者留子嗣；还有的组认为帮患者留子嗣只会使患者对自己的病情不抱希望，且从病例描述中可推测患者病情可以痊愈，无须制作义肢，更无须帮其留子嗣；等等。

（二）个人测试和小组练习分析结果

个人测试阅卷统计结果显示：回收的 140 份试卷中，及格人数为 107 人，及格率为 76%；80 分以上者 46 人，占及格人数的 43%。小组练习时的即时反馈测评答题卡分析结果显示：10 道单选题中，各小组至少有 6 道题一次性刮出星号选项，即至少 60% 的题目一次性刮出正确答案；其中有 5 个组在各组成员的共同配合下 10 道题全部一次性刮出正确答案。

（三）问卷调查结果

对团队其他成员学习态度评价调查：

A. 表示该成员学习态度非常认真，积极主动学习，发言踊跃，能充分协调促进小组成员学习。

B. 学习态度认真，主动学习。

C. 学习过程中比较被动。

D. 基本不参与本次学习讨论。

调查结果显示，有 86% 的学生为自己的组员打分为 A，即表示本组成员学习态度非常认真，积极主动学习，发言踊跃，能充分协调促进小组成员学习；12% 的学生打分为 B，即表示本组成员学习态度认真，主动学习；只有 2% 的学生表示本组成员学习过程中比较被动。

TBL 教学满意度调查结果如图 5-2 所示。

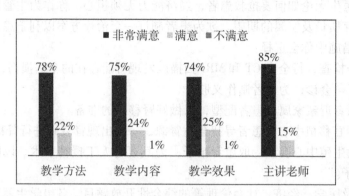

**图5-2　中山大学中山医学院五年制临床医学专业学生对生理学课程泌尿系统内容
TBL教学满意度调查结果**

统计结果显示：对于教学方法，约78%的学生表示非常满意，约22%的学生表示满意；对于教学内容，约75%的学生非常满意，约24%的学生满意；对于教学效果，约74%的学生非常满意，约25%的学生满意；而对于主讲教师，约85%的学生非常满意，约15%的学生表示满意。

对TBL教学是否有必要推广的调查结果如图5-3所示。

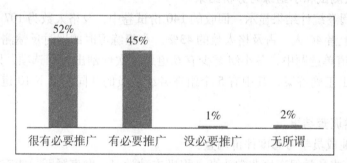

**图5-3　中山大学中山医学院五年制临床医学专业学生对TBL教学
进一步推广态度的调查结果**

调查显示：约52%的学生认为TBL教学很有必要推广，约45%的学生表示有必要推广，约1%的学生认为没必要推广，约2%的学生认为无所谓。

学生对TBL教学也提出了一些建议，具体归纳如下：①建议此种教学方式尽快推广，并做相应的改善，如内容须进一步精炼、让更多的组参与发言、先解说TBL而后再进行3个环节，也有学生建议抽签分组可能更有利于不同思想间的交流；②建议TBL推广到生理学所有章节；③希望其他课程也能引入TBL教学；④有些学生同时也指出了此次TBL教学的不足之处，如需要更多时间讲解习题、注意上课时长、教师应控制某些组的发言时间且应及时阻止天马行空的发言、确保足够的调节者以更好地推广等。

三、讨论

（一）TBL教学调动学生的积极性，帮助支持后进生，提高了学习效率

在进行TBL教学前，提前一周划定教学范围（包括临床病例），给学生一个学习的动力，课前学生通过各种途径搜索相关及可能相关的知识内容。个人测试阅卷结果显示：及格率为76%，而80分以上者约占及格人数的43%，这说明TBL教学能有效促进学生及时复习巩固理论知识，同时也培养了学生自主获取知识的能力。教师的课堂观察表明：在组内讨论和组间辩驳时，每位成员都参与其中、自由发言，成绩较好的小组成员发言更积极踊跃，后进生在参与过程中也认识到自身的不足，并快速补缺补差；尤其是小组练习时，即时反馈测评答题卡以刮开正确答案的形式更激发了学生的兴趣、调动了其积极性。课堂上教师适度地延伸提问，如提问与生理泌尿系统相关的解剖知识等，大部分学生认真回忆所学知识，有些学生则通过手机上网快速找到正确答案，加深印象；此外，我们也利用TBL的教学形式设计了一些与临床密切相关的题目，如应用性练习第七题中，学生通过讨论临床上颇具争议的话题，能够较早了解临床，提前思考医学伦理、医患关系等问题。此外，学生学习态度评价调查显示：86%的学生打分为A，即表示本组成员学习态度非常认真，积极主动学习，发言踊跃，能充分协调促进小组成员学习。这些结果表明，TBL教学调动了学生的学习积极性和主动性，成绩较好的学生带动后进生，提高了学习效率。

（二）TBL教学提高了学生的人际沟通能力和团队合作精神

TBL的团队测试及应用性练习环节需要各组成员间有效沟通、密切配合和分工协作。团队测试分析结果显示：10道单选题中各小组有6道题一次性刮出了正确答案，即至少60%的题目一次性刮出了正确答案。其中，有5个组在各组员的共同配合下10道题全部一次性刮出正确答案。在难度较大的病例讨论环节，各团队热烈地争论和每位组员积极发言，使得结论更接近正确答案，即正确答案不是仅靠某个人的贡献，而是靠整个团队共同的努力。这些环节锻炼了学生的人际沟通能力，同时体现了团队合作的力量。此外，学生学习态度评价调查显示：86%的学生表示本组成员学习态度非常认真，积极主动学习，发言踊跃，能充分协调促进小组成员学习。这表明TBL教学不仅促进了学生学习的主动性和积极性，也提高了学生的人际沟通能力及团队协作精神。

（三）TBL教学是一种有效的教学模式，值得进一步推广

学生满意度调查结果显示：99%的学生对TBL的教学方法、教学内容、教学效果、主讲教师表示满意；在"TBL教学是否有必要推广"的调查中，97%的学生认为有必要推广。TBL这一教学是否进一步推广最终由学生决定，学生满意度调查为我们推广TBL教学提供了参考；99%的学生满意此教学与97%的学生认为有必要推广TBL这一教学模式相吻合。另外，学生提出的如希望TBL教学尽快推广到生理学其他章节及其他课程等建议，也表明学生对推广TBL教学的主观意愿与客观调查结果相符。这些结果说明：TBL教学是一种有效的教学模式，值得进一步推广。此外，有关注意掌握和控制好小组的发言时间等建议，也提示TBL教学的顺利进行，协调者须控制好这个环节。

四、结语

综上所述，TBL教学适合生理学课程并可继续推广。与以往课堂讲授教学模式相

比，TBL 教学能巩固并深化学生在课堂上已学的知识，让学生以更轻松的心态高效率地获得新知，培养学生的学习自觉性及获取知识的能力，让知识的获得由被动接受变为主动学习；同时也培养了学生的人际沟通能力及团队合作精神。此外，通过 TBL 的教学形式设计一些理论知识结合临床病例的题目，有助于学生更加深刻地理解理论知识。近年来，大规模开放网络课程（massive open online courses，MOOC）微视频正日益受到人们的青睐，有人声称 MOOC 引领了一场教育的革命，翻转课堂时代正扑面而来。若 TBL 教学与 MOOC 结合，会有怎样的效果呢？即学生课外通过微视频学习新知，课堂上则通过 TBL 教学形式巩固知识并将理论知识用于临床实际。此种学习模式能否使学生加深对所学知识的印象、学以致用、提高学习效率还有待我们去大胆探索，这可能会成为未来翻转课堂发展的新趋势。

第六章　床旁教学法

第一节　发 展 历 程

床旁教学（bedside teaching）是在真实患者病床旁进行的教学。床旁教学一直是世界各国医学院对实习生和低年资住院医师实施的重要教学方法。床旁教学是学生从课堂理论有效过渡到临床实践、提高临床能力的关键，对培养高素质的未来临床医师起着至关重要的作用。

床旁教学更符合临床教学的特点。其不仅能在真实的环境中传授给学生真正的临床知识，更重要的是让学生通过实例学习真正的临床技能，包括采集病史、体格检查等。医学生被临床接触的刺激所激励，形成了由患者、医学生和带教教师组成的学习组。基于病房的教学，为示范和观察体格检查、交流技巧和社交技巧，以及建立对患者进行整体治疗的角色楷模都提供了最佳的机会。床旁教学和病案记录被认为是临床实践中最有价值的教学方法。

但是这种以教学查房为基础的经验式教学并非没有缺点：学生在一个陌生环境下，也许会感到在学术上毫无准备、在学习方式上缺乏经验……不恰当的评论、起步晚和取消考试等，都可能会使学生感到灰心和孤立，这样这种资源的价值就可能会被白白消耗了。同时，由于科技、影像学、实验室检查的兴起，床旁教学正在不断地减少。自20世纪60年代早期至今，床旁教学的比例从37%下降到16%。另外，学生数量及学习需求在增加，但现代的教学医院里，适合床旁教学的患者却变得更少了。这既与患者日益提高的自我保护意识相关，也与目前各医院高度分化的临床科室设置、和高等学校本科教学所需的大内科及大外科的教学架构不匹配相关。

一、床旁教学的基本要求

（1）选择经验丰富的临床医生进行教学。带教教师必须对于各种疾病有综合性的认识，并且善于运用各种方法，引导学生提炼出理论知识和临床经验的精华，将理论灵活运用于实践。

（2）选择典型的临床病例。病例是床旁教学的基础，选择的病例须符合教学要求，不能是疑难病例。选择病例时须取得患者的知情同意与配合。如果不加选择地"巡视"

"挨个看"，容易使学生对临床诊治整个过程认识淡化和泛化，而不利于对知识的强化和深化。

（3）合理利用现代化教学辅助手段和相关医学资料。课前教师应认真备课，平时还须注意典型病例的积累，包括病例的症状、体征、影像学资料、图片、辅助检查等资料的积累，为床旁教学课程做好病例储备。

（4）确定科学合理的教学目标。床旁教学要努力实现3个主要教学目标：①重视临床基本技能掌握；②重视临床交流技能培养；③重视临床思维方法训练。

二、床旁教学基本程序

床旁教学基本程序为：①根据教学进程需要，教师带领学生选择合适的临床病例；②教师带领学生检查患者、询问病史；③结合临床病例，教师引领学生进行分析讨论，结合病史提出患者诊断、鉴别诊断及其依据，提出处理方案；④总结归纳，教师引领学生对整个病例观察、分析、诊断，最后确定诊断方案。

现代床旁教学广泛运用于临床课间见习、教学查房、实习等教学过程之中，弥补了传统课堂教学和实验教学不能提供临床真实操作情境的不足，成为临床教学过程中不可替代的教学方法。

第二节　教学设计

床旁教学设计包括学习组和环境、患者、学生、带教教师、病房等几个关键环节。

一、学习组和环境

在特定的临床环境中，临床教学将患者、学生和医师组成了学习组。当一切正常时，这种方法能为制造有效的学习提供不可思议的组合。为了获得临床推理能力、交流技能、职业态度和同情心，与患者的直接接触很重要，但是要将这个组合达到最好的准备度，则需要患者、病房、学生和教师每个部分的参与。

二、患者

患者不应该被强制邀请去参与床旁教学设计，并有机会推辞且不觉得会受到恐吓。一些机构还会要求患者在参与前签署正式的同意书。患者应该得到充分的告知，即让他们明白学生想通过他们达到什么样的目的。患者应作为讨论的一部分，有权在此过程中发表相关的意见。他们也许会被要求在学习之后给予学生一些简单的反馈，大部分的患者是能配合这种活动的，且因觉得他们对学生学习有所贡献而感到高兴。学生也认为，床旁教学是学习专业技能的最有效方法之一。

根据床旁教学的模式和内容不同，不同患者需要参与的时间也不一定相同，应该考虑患者的需求及其他医疗工作者与患者见面的可能性。

三、学生

低年级学生接触能让他们了解正常解剖和生理学知识的模拟患者是有意义的，这能为日后他们参与临床实践提供很大的帮助。2～5 名学生对床旁教学来说是最佳的人数。学生应遵守医学院校对于恰当的外表和行为的规范，向患者与工作人员做自我介绍，并说明他们的来意。最开始，一些学生也许会因为在陌生环境感觉害怕，不敢向陌生人提问。他们还可能会对自己的基础知识和临床能力缺乏信心，因而感到焦虑。此外，学生也害怕因任何的欠缺而被教师批评，因此在查房时，有些学生会为了避免参与而站在小组的后面。这时他们与患者和带教教师交谈的机会就会变少，细心的教师会察觉到这种行为并纠正这种不平衡，保证所有的学生参与并减轻学生的焦虑。

四、带教教师

担任临床教学带教教师的可以是主治医师、低年资的医生护士或者学生自己。专业的病房带教教师对提高学生（特别是低年级学生）病史采集、体格检查的能力是最有帮助的。因此，带教教师具备丰富的学识、高超的技能和得体的态度就非常重要。有人提出，角色楷模是影响教学效果的最主要因素。教师要做好临床教学，应该承担 7 种角色：医学专家、交流人员、合作者、管理者、拥护者、学者、专业人员。

第一，要有恰当的知识。有经验的临床教师能够在短时间内判断患者的诊断和需求，以及学生能理解的程度，这种将临床推理和教学中的推理联系起来的能力，让他们能够根据学生的需求，很快地对临床教学进行调整。能够有效地开展工作的临床教师，应该具备 6 个领域的知识。

（1）医学知识。用基础医学的背景知识、临床科学和临床经验来对患者的临床问题进行整合。

（2）患者的知识。从既往患者的经验中获得的对于疾病的了解。

（3）处境的理解。对患者的社会处境和其所处的治疗阶段的了解。

（4）学生的知识。对学生当前所处的学习阶段和这个阶段的课程要求的了解。

（5）教学基本原则的知识。通过指出其意义让学生参与学习过程；提问或使用患者作为问题式教学的范例；以指出话题跟其他环境相联系的方法吸引学生注意；将提供的病例与课程其他方面进行广泛的联系；通过回答具体问题和单独辅导来满足个性化教学的需求；挑选具有现实性和选择性的病例教学；通过评判病例报告、演讲和考试技巧的方式对学生进行反馈。

（6）以病例为基础的教学知识。将患者作为代表介绍某种临床疾病的能力，讨论病例的细节并介绍相关知识和经验，以便于获得对这一类情况更为普遍的结论。

第二，要具备恰当的技能。如果要在病房向学生进行临床操作的演示，带教教师必须保证自身能够胜任；并能在其他地方（如临床技能中心）进行演示。

第三，要有恰当的态度。带教教师必须守时，向学生进行自我介绍，并表现出对本次课程的热情。这阶段带给学生的负面印象，会直接影响学生的学习态度和课程的教学效果。带教教师必须表现出专业性，并与患者和学生进行适当的互动。所有与床旁教学有关的人，都应让学生看到患者治疗的不同方面，这对学生的学习是非常有意义的。有时候他们没有为教学做特殊的准备，也不知道某一时期的内容，如何在课程的某个阶段融入学生整体的临床经验中。师资发展课程和教学指导对那些担任教学工作的热心医生来说确实是非常的重要。每个带教教师的临床检查方法也可能会由于医学院校间的检查方法不统一而有所差别。了解临床技能的不同方式对自信的、有较强学习能力的学生来说是有益的，但对弱一点的学生来说，缺乏一致性的教学会让他们感到困惑。因此，理想情况是对带教教师进行统一的指导和培训，让他们熟悉临床技能中心，以及在医学课程中不同阶段对学生专业水平的不同的要求。

五、病房

病房的教学环境可能会受很多因素影响。床旁教学应该避免在患者进餐、病房清扫或者探视期间进行。如果工作人员和患者知道进行床旁教学的时间，并准备好 X 线片和病历资料，则不必将患者从活动室和影像科室找回来。在看过患者之后，示教室为在查房之前或之后进行相关讨论提供了有效的场所，有时也会有若干护理人员参与课程，为患者护理的讨论提供多方面的专业性意见。有专家认为，系统化的计划和准备，尤其是查房前后的会议，可以为刚毕业的医师提供更有效的和更有组织性的训练。教学查房关注的是患者而不是疾病，它能帮助学生形成临床思维，并把作为医生要使用的与患者交流的方法介绍给他们，通常地区综合医院要比教学医院更有价值。

第三节　效　果　评　价

床旁教学法是唯一能让医学生通过真实实例学习病史采集、体格检查，以及培养同情心与爱心的方式，是获取医学知识和实践训练的最佳方法。来自多所院校学生的调研结果也证实了以病房为基础的床旁教学是培养临床技能最好的方式。要让这种床旁教学发挥最大的作用，患者、学生和教师必须提前做好适当的准备，必须理解教育的目标，必须根据病患情况灵活采用多种不同的策略以达到更好的实施效果。基于床旁教学的模式有多种，具体如下。

（1）学徒式（跟随低年资医师）的模式：在即将工作的科室里跟随低年资医生已经成为英国医学院校中最后一年培养的学习要求。学生用几周的时间与一名低年资医生共同工作，这能给学生提供执行病房工作、制订治疗计划和观察正确操作的机会。通过与高年资医生和其他专业人士的互动，观察低年资医生的工作及独自与患者交流，可以增强学生的信心。但是，弱一点的学生可能会觉得自己被忽略了，或者他们觉得唯一能做的就是病房的琐碎工作。

（2）以患者为中心的模式：可以分配一定数量的患者给将要在病房工作的学生，

从每个人最初住院开始贯穿整个住院过程。他们要负责在查房时汇报病例，并可以对患者目前的检查情况、化验和当前状态发表意见。这为学生提供了体检和沟通的机会。学生可以跟随患者去拍 X 线片、参加手术，甚至外出上门拜访，以评价疾病的影响和患者在家庭环境中的康复情况。

（3）大查房：大查房在一些国家很常见，这种由高级医生带队的查房或在示教室的汇报通常包含高年资医生、实习生、低年资医生和其他医疗专业人员。这种方式有机会让学生看到多个专业间的互动和更复杂的患者。但是学生通常被排除在做决定以外，而且可能难以理解所讨论的复杂问题。这种模式下，医患之间可能没什么交流。

（4）工作查房：这对于医生和学生来说都是一种挑战性的活动。在进行正式教学时，医生需要观察学生表现在短时间内给予反馈。可能需要医生根据查房时其他人的经验和年资，采用不同的方式解释所做出的决定。

（5）教学查房：目的是让学生通过接触少数经过选择的患者，获得学习体征和了解病史的机会。内向的学生单独与患者交流的机会要少于那些自信的学生，但是提问和被提问的机会也会根据情况有所不同：①演示模式。临床带教教师向学生讲解病史的不同方面并演示体验。②带教教师模式。临床带教教师站在一旁，轮流对每个学生的病史询问和体检等做出评价。③观察模式。临床带教教师远离学生与患者的交流，观察学生对患者长时间的病史采集和检查，在学生讨论完他们的发现和临床分析后进行反馈。④汇报模式。单独或成对工作，学生在没有监管的情况下采集病史和检查，接下来回到带教教师办公室或示教室汇报病例并得到带教教师对内容的反馈。学生有机会练习交流技能并展示演讲技巧和对病例的理解，但是由于没有他们的床旁技能的资料，因此这方面的反馈也无法进行。

作为一种临床情境教学形式，床旁教学应遵循临床教学的基本纲要。

一、作为情境教学工具的概念

情景认知支持作为一种教学工具，是通过活动和运用不断发展的，除须了解某些确定的规则外，更重要的是要了解工具使用的场合和条件，后者直接来自使用这一工具的某一教学共同体（如临床医疗群体）组织的活动情境，共同体逐渐积累形成独特的洞察力及共同体文化。

二、情境认知教学模式设计的 8 个关键特征

（1）提供真实与逼真的情境，以反映知识在真实生活中的应用方式。

（2）提供真实与逼真的活动，为理解与经验的互动创造机会。

（3）提供接近专家及对其工作过程进行观察与模拟的机会。

（4）在教学中为学习者扮演多重角色提供多元操作和思维的可能。

（5）构建学习共同体和实践共同体，支撑知识的现场协作性建构。

（6）在学习的关键时刻应为学习者提供必要的指导与搭建"脚手架"。

（7）促进对学习过程与结果的反思，以便让学习者从中汲取经验、积累知识和经验。

（8）提供对学习的真实性、整合性评价，促进清晰表述以便使缄默知识转变为明确知识和实践经验的积累。

三、认知学徒制的教学模式分析

基于情景认知与情境学习的认知学徒制教学模式，作为一种整合传统的学校教育与学徒制方法的新的教育范型，是通过允许学生获取、开发和利用真实领域中的活动工具的方法，来支持学生在某一领域中的学习而受到重视的。

（1）侧重概念知识与事实知识在问题解决和任务完成过程中的运用，通过对专家的活动过程和情境学习的双重关注，去改变目前学校教育存在的学生获得的是不扎实技能与惰性知识的状态。

（2）关注有关认知与元认知技能的学习经验，必须使专家在解决问题和完成任务时进行的内部认知过程外化，使原来隐蔽的过程公开，以便于学生在教师或其他学生的帮助下进行观察、复演和实践。

（3）通过新手与专家轮流作业，或通过抽象重演的技术鼓励学生对新手与专家之间的区别进行反思，帮助学生提高对专家作业细节的敏感度，并以此作为基础强化对自己作业的调节。

（4）自我修正和自我监控技能。要求问题解决者在执行复杂任务时，轮流从事不同的认知活动，通常包括生成性过程和评价性过程。这两种类型的过程是统一的，可以通过讨论、教师与学生角色的互换，以及小组问题解决等方法完成，有助于学生将复杂的认知与元认知过程逐渐内化。

四、以问题为引导的临床医学教学模式分析

认知学徒式的教学模式在临床见习带教和实习床边操作指导中的运用是卓有成效的。以问题为引导的临床医学教学模式应从指导思想、目标内容、操作程序、教学策略及效果评价来施行。

（一）指导思想

（1）教学宗旨：有利于扭转学生学力几何级数递减倾向，体现临床医学专业教育的职业与人文的双重教育属性需要。

（2）教学要求：加强能力（自学、解决问题、人际交往）培养，兼施德育职能。

（二）目标内容

（1）医学思维目标：知识理解、应用、分析与综合、批判革新。

（2）实践技能目标：客体—动作、语言—动作、感情—动作。

（3）思想态度目标：专业兴趣、主动精神、学风医德、合作参与、独立创新。

（三）操作程序

课前见习—教材自学—小组讨论—实践操作［包括标准化病人（SP）］—病例报告—考核评价（包括客观结构化临床考试）。

（四）教学策略

（1）学习结果预期：①理解医学概念以分辨疾病现象，理解彼此的关系，总结临

床路径。②理解原理以预测疾病预后，解释症状发生的原因，控制转归局面。③将重点放在概念和原理上，临床现象与医学规律对号入座。

（2）对照跟踪原则。"三不变四相异"：相同的大纲、教学计划和考试内容；相异的自主医学信息学习、自查患者收集问题、集中讨论头脑风暴、强化临床能力评估。

（3）跨文化的互动：学习的支持服务，教师的主导作用，学生的主体作用，教学的四维（风险观、价值观、成就观）互动。

（五）效果评价

（1）成效检验：不同教学模式横向对照实验研究，纵向学习结果跟踪评价的形成性客观结构化临床考试实施。

（2）结果转移：将初步的临床能力、终身学习能力和基本职业素质的学习目标评价结果，及时反馈师生，促进教学双方的互动相长。

第七章　其他教学方法

除了前面所述的讲授式教学法、以问题为中心的教学法、以案例为基础的教学法、以团队为基础的教学法及床旁教学法外，在医学教育中，常用的方法还有临床模拟训练教学法、以研究为基础的教学法（research-based learning，RBL）、以资源为基础的教学法（resources-based learning，ReBL）、同伴互助学习方法和计算机辅助教学法等。

第一节　临床模拟训练教学法

随着《中华人民共和国执业医师法》与《医疗事故处理条例》的出台，患者维权意识逐步增强，使得医学生直接在患者身上进行临床技能操作训练的机会日益减少，开展临床技能模拟训练成为医学教育发展的历史必然。模拟教学要做好，教师须提前根据具体的教学内容，设计相应的教学模具及情景主题等，甚至有些教学内容要先预设并分配学生扮演不同的角色（如医生、患者及患者家属等），模拟各种临床情景发生、发展的全过程，进而让学生感受到真实的临床环境，从而达到获取临床知识、提高临床思维能力与临床实践能力的目的。

临床技能模拟训练是利用模拟技术创设出高仿真模拟患者和模拟临床情景代替真实患者进行临床技能训练的方法。早在 16 世纪，就有人使用人体模型来教授接生技巧，这是临床技能模拟训练的雏形。现代技能模拟训练以高科技为基础，以模拟临床实际情况为前提，以实践教学、情景教学和一体化教学为特征，以有医疗环境而无医疗风险为突出特点。尽管临床技能模拟训练与临床实际操作尚有差距，但其具有操作的可重复性、内容的规范性、手段的丰富性、成本的低耗性等优点，在帮助学生掌握操作规范、训练临床思维、提升分析和解决临床实际问题的能力等方面具有独特的优势。

一、医学模拟技术发展的特点

现代教育技术的发展，给教育带来了革命性变化。例如，信息载体（媒介）由"纸媒"变为了"e 媒"，这让信息的记录、储存和传播的规模和速度发生了翻天覆地的变化。信息传播模式由广播模式发展为交换模式，并进一步向个体化智能模式发展。信息表达模式由传统的符号式（语言、文字、线图）向感官体验式（视、听、触多感官通路）模式发展。这些信息技术的进步，为教育教学改革提供了新的可能，催生了"医学模拟教育""翻转课堂""虚拟仿真实验"及"数字化教育资源"等多种新型教育形态。这些对于实现以学生为中心的教育理念、促进师生交流、强化形成性评价等方面都起到了关键性作用。

电子计算机、多媒体技术、网络技术、虚拟现实和人工智能技术让教育技术成为教育现代化的主题。教育技术正从教育改革边缘移向中心，教育技术在教育系统中的地位和作用下呈现出前所未有的重要。

相比其他学科，医学教育与教育技术的关联性更为密切。一方面，大量的形态学内容、人体系统的复杂性及互动式运作模式使得医学教育的负荷较重，对资源的依赖性强；另一方面，快速发展模式和多学科交叉的特点让医学教育的时间和空间维度十分宽广，这些都决定了教育技术在医学教育中会扮演更重要的角色。教育技术的进步不仅提高了教育的效率，提升了学习体验，同时也对教学方法的改革起到支撑作用，有些革命性技术手段的引入甚至催生了全新的教育理念。

20世纪70年代，美国教育学家George Miller以金字塔模型来表示医学生能力的进阶要求，这就是在医学教育界甚为出名的"Miller金字塔"。它形象地说明了医学生学习过程中由知识积累到临床实践训练的能力发展的各个阶段目标。

医学教学内容可以分为理论教学和实践教学，在医学生成长阶段，早期主要通过理论教学实现对医学知识和经验的理解、记忆，而后期主要通过实践教学来完成对临床思维、技能和实际临床工作能力的培养和训练，理论教学不能替代实践教学。

根据布卢姆的教育目标分类理论，认知领域、精神运动领域和情感领域同等重要，而且培养学生的能力要依照一定的层次来安排，如临床技能的训练就要经过模仿、操作、多种操作的协调、操作的自然化这样一种递进式的过程。在临床技能的训练中，上述每一步都离不开操作的对象。

理论上，最好的学习对象是患者或真实的人体，但是随着社会的进步和医学教学要求的提高，在患者身上学习和演练临床技能暴露出越来越多的困难与弊端：

（1）这不符合道德伦理要求，也不符合患者的利益。临床操作大部分是侵入性的，对患者有创、有危险，如果让医学生在技能操作尚未规范的情况下直接施行在人体上，有可能会损害患者的利益甚至危及生命，这就与医生治病救人的宗旨背道而驰。

（2）不符合相关法律法规要求。为尊重人权、维护患者的合法权益，世界绝大多数国家制定了相应的法律法规以规范医疗行为，其中很多都明文规定，医师必须通过严格的理论和技能考核，取得执业资格后，才能施行一些临床诊治行为，其中就包括各种有创性的临床操作。在我国，医学生毕业后工作超过1年，并顺利考取执业资格证书以后，才能合法地从事一些有创性的医疗操作行为，这无疑对传统的医学生的在校教育形成巨大的挑战。

（3）可供练习的患者不足。一方面，由于患者维权意识增强，对临床教学的抵触情绪与日俱增，对教学的配合程度下降，就连问诊、查体训练都无法顺利完成，更不要说有创性的操作及一些隐私部位的相关学习了。另一方面，随着国内高校的扩招，医学生人数成倍增加，但教学医院的承受能力有限，无法为其提供相应数量的经典病例和规范性操作的训练机会。

（4）教师带教积极性不足。随着社会医疗需求的增加，社会法制观念的普及，由于各种原因引起的医患纠纷日益增加。由于社会对医疗服务的高风险性和医学技术的有限性认识不足，在医疗纠纷中，媒体和社会同情心往往偏向"弱势"的患者一方，而对医师尚没有相对科学和公正的法律和保险保护。在这种情况下，临床带教教师指导学生在患者身上进行临床技能训练往往要冒极高的风险，很难保持高度的教学热情，这对提高临床技能教学质量极为不利。

以上这些在医学教育中存在的问题也受到了全球医学教育界的关注和重视，为了顺应社会发展需要，改变医学教育模式，探求更科学、有效的教学方式势在必行。SP 应用于医学教学和考试具有重大的意义，其主要应用于初学者的交流技能、问诊和体格检查的训练，使医学生临床前期的理论和技能教学更加规范和客观。对于一些特殊的病种、创伤体征和任何有创性的侵入性诊疗操作训练，SP 却显得捉襟见肘，但是作为医生的培养内容，大量的诊疗操作技术都是有创性的。另外，SP 高昂的培训、维持和使用费用也是这一教学无法全面普及的重要原因。

知识就是力量，但必须转变为能力才是力量，要实现这一转变，必须要有科学的思维方法和严格的实践训练。医学能力的培养更是如此。医学生对任何操作的实践总有第一次，和其他行业的技能训练一样，也要经历从不熟练到熟练的学习过程。没有临床实践训练就无法培养出合格的医生。而没有训练的条件，就不能进行有效的临床实践训练。在真实患者和模拟患者都无法圆满完成医学临床实践训练的情况下，医学模拟教具的产生和发展，能在很大程度上解决这一问题，其对基本临床技能的培训将发挥非常重要的作用。

二、临床模拟训练教学器具产生和发展的历史

在医学发展史上，最早的模拟教学方法源于解剖学的兴起。公元前 11 世纪，我国的甲骨文中就有人体解剖部位名称和多种疾病的描述。公元前 4 世纪，西欧著名哲学家希波克拉底和亚里士多德进行了动物解剖研究。公元前 3 世纪前后，我国已经有法医学的记载，主要包括活体及现场和尸体的勘查等。古希腊在亚历山大里亚建立了医学校。希罗菲卢斯和埃拉西斯特拉图斯进行了早期的解剖学（包括人体）和生理学研究。

第一部比较完整的解剖学著作是盖伦（Galen）的《医经》，该书对血液运行、神经分布及诸多脏器进行了较详细而具体的记载。但由于当时西欧正处于宗教统治的黑暗时期，禁止解剖人体，该书主要资料均来自动物解剖观察所得，故错误之处甚多。

最先使用的教学模型是用于解剖教学的挂图和模具，它们至今仍然在基础医学教学中发挥着重要的作用。随着医学教学内容的不断拓展和现代制造工艺、电子技术水平的提升，医学模拟技术在功能性和仿真性方面日趋完善，种类也得到极大地丰富。

现代电脑技术与模拟技术对医学模拟教学产生了巨大的影响。

在医学行业的训练中应用现代模拟技术既是必要的，也是必需的。近 20 年来，在材料技术和电脑技术飞速发展的带动下，医学模拟技术日趋成熟，医学模拟教学也逐步

成为重要的教学方式之一。

三、临床模拟训练教学法的优势

（一）有利于医学生临床实践困境的破解

在当前医患关系比较紧张、医疗环境相对复杂的形势下，临床技能模拟训练不仅为医学生临床技能训练创造了机会、提供了平台，而且有效弥补了临床实际操作机会少、风险高等的不足，可以有效规避临床实践教学中的医患矛盾与医疗纠纷问题。经过模拟训练掌握临床操作要领的医学生，能够更快适应临床工作环境，能够更顺畅地进行医患沟通，医疗安全也更有保证。

（二）有利于医学生临床能力的形成

从理论学习到模拟训练，再从模拟训练到真实临床实践，符合循序渐进、螺旋上升的医学教育认知规律和临床能力生成规律。利用模拟人、仿真训练模型、虚拟训练系统等，可以展示各种临床症状和体征，可以满足各种临床技能操作需要，可以全天候地实施各种临床能力训练，极大拓展了医学生临床技能训练的时间、空间和机会，丰富他们的直观、感性认识，并可反复锤炼他们的规范化操作技能和临床思维能力。

（三）有利于医学生职业态度、行为和价值观的养成

通过严格、规范、渐进的临床技能模拟训练，有利于培养医学生以患者为中心的意识，使他们养成严谨认真的医疗作风、实事求是的科学态度和锐意进取的创新精神，培养他们良好的职业道德、伦理行为和团队协作意识，使他们形成正确的价值取向，尊重患者、敬畏生命，学会做人、做事、做学问，实现医学教育与人文教育的有机结合、医术精进与医德修养的有机结合。

（四）有利于临床实践教学改革的深化

临床模拟训练条件的改善、临床技能训练手段的丰富，反过来又能促进临床教学改革的深化，促进临床科室对临床技能训练的重视和精力的投入，推动临床教师对现代教育技术的研究和应用，也为开展临床技能比武竞赛、实施 OSCE 等教学活动创造了条件、搭建了平台，从而有效激发医学生的临床技能训练热情，营造"比学赶帮超"的浓厚氛围。

现代教育技术对医学实践教学的塑造是十分惊人的，信息技术让基础医学教育的基本形态发生了根本的改变，医学模拟教育的引入也让临床实践教学变化巨大。

1. 在基础医学实验教学设备的信息化方面

电脑多道仪、数码互动和数字解剖让基础医学实验教学呈现出新的形态。数字化资源既提高了教学效率，又促进了自主学习。

2. 在临床技能教学方面

（1）临床技能训练传统模型：医学模拟教育已成为医学教育的重要方面，心肺听诊、肝脾触诊、四大穿刺等传统硅胶模型已经常规性地用于医学生的训练与考核，对于医学生完成临床前的必备训练起到重要的作用。

（2）虚拟仿真模型：应用虚拟现实、混合现实和增强现实等技术，构建的虚拟仿

真训练模型为医学生提供了体验感、沉浸感更强的训练平台。在这个过程中，学生不单是训练技能，同时还能有临床场景的"感官体验"，体验感是临床医学教育中十分强调的概念。若采用来自临床的医学图像数据，还可以让训练更加接近临床真实，也为数字医学的发展打下基础。

（3）力反馈操作训练模型：在模型进行的临床技能训练往往是表意性的，硅胶的质感、层次结构都与真实的人体有较大的差异。传统模型上的训练主要训练流程，但很难练到手法，而力反馈操作训练模型恰恰可以解决这一问题。当学生训练腰椎穿刺操作时，穿刺针穿过"组织"的抵抗感和突破感都可以通过力反馈操作训练模型模拟出来，这对于训练学生具体的临床操作技能非常重要。当前，力反馈操作训练模型还在不断优化成熟的过程中。

（4）临床思维训练系统：通过一定数量的案例库和诊疗逻辑表达，构建仿真临床诊疗过程的训练系统。系统模拟从接诊患者到诊断、治疗、康复的整个诊疗过程，让学生像在临床场景一样，逐渐获取患者的资料，不断分析判断，排除干扰，做出正确的选择，直至完成诊疗。系统会回顾性地将整个过程予以评判，让学生明白整个过程的成败得失，以提高诊疗水平。这个训练系统不涉及操作，主要用于训练医学生的临床思维。

四、临床模拟训练的组织实施

应参照《本科医学教育国际标准》和《全球医学教育最低基本要求》，遵循教育部、国家卫生健康委员会颁布的《本科医学教育标准》及国家卫生健康委员会颁布的《医师资格考试大纲》，以提高临床综合能力和实践动手能力为目标，使医学生能够全面、熟练、规范、正确地进行临床技能操作。按照先基础后综合、先简单后复杂、先单项后集成的渐进性训练原则，可将临床技能模拟训练分为临床基本技能模拟训练、临床综合技能模拟训练和临床特殊技能模拟训练。

（一）临床基本技能模拟训练

常见的物理诊断模拟训练包括利用虚拟诊断系统，通过人机对话方式进行病史采集训练；利用心肺听诊、腹部触诊等模拟人进行体格检查训练。

常见的内科、儿科基本技能模拟训练主要是利用各种穿刺模拟人进行胸膜腔穿刺术、腹腔穿刺术、腰椎穿刺术、骨髓穿刺术等穿刺训练。

常见的外科基本技能模拟训练包括利用术前无菌操作训练模拟人、手术打结模型、手术学仿真皮肤模块、开关腹模型、缝合模型等，进行无菌术、清创、切开、缝合、打结、拆线、换药等训练，也可接入外科手术视频直播系统配合示范模拟训练。

常见的妇产科基本技能模拟训练包括利用高级分娩、后穹隆穿刺、分段诊刮等模型进行产科检查、妇科检查及分娩机转等操作训练。

常见的急救基本技能训练包括利用电除颤仪、心肺复苏模型、气管插管模型、透明洗胃模型、脊柱损伤搬运模型等，进行电除颤术、心肺复苏术、气管插管术、洗胃术，以及止血、包扎、固定、搬运等训练。

常见眼科和耳鼻喉头颈外科基本技能模拟训练包括利用眼视网膜病变检查训练模型、耳内检查模型、鼻腔出血模型等，进行检眼镜的使用及眼底识别、耳部检查、鼻出血止血等训练。

常见中医基本技能模拟训练包括利用中医脉象模型、经络穴位针灸模型、口腔舌苔模型等，进行中医诊断学和针灸学技能训练。

常见辅助诊断基本技能模拟训练主要是利用多媒体系统、高分辨率读片技能训练系统等，进行实验室检查、影像学检查及心电图结果判读训练，也可将医学影像存档与通信系统（picture archiving and communication system，PACS）直接应用于教学。

（二）临床综合技能模拟训练

通过建设模拟病房、模拟手术室、模拟创伤抢救室、模拟重症监护室等，利用高仿真的模拟患者和临床环境，特别是运用生理驱动高级综合模拟人、计算机模拟临床病例软件及医学模拟教学系统等，实施患者诊治全程综合模拟训练，包括进行病情分析、疾病诊断、治疗方案制订、治疗操作实施、病情变化及疗效观察、治疗方案调整、治疗效果评价等。可以将自主设计的病例编入生理驱动高级综合模拟人，模拟出各种所需的病例、病情和病理体征，进行学生的综合临床实践能力和临床思维能力训练。通过临床综合技能模拟训练，可以有效培养学生的医患沟通能力、对疾病的综合处理能力、应激处置能力、临床思维能力、团队协作及创新精神等。

（三）临床特殊技能模拟训练

临床特殊技能模拟训练主要是利用内镜虚拟训练系统、腹腔镜虚拟训练系统、骨关节虚拟训练系统、介入术虚拟训练系统等，进行胃镜、肠镜、纤维支气管镜、腹腔镜、骨关节镜、经皮冠状动脉介入治疗等各种临床专科技术的模拟训练，从而提高操作的规范性、精确性和有效性。

另外，临床技能模拟训练支持系统的建设与管理也很重要。临床技能模拟训练支持系统是开展临床技能模拟训练的基础和平台支撑，高等医学院校应根据人才培养需求和上述 3 个训练层次，妥善处理需要与可能、当前与长远、重点与一般、主要与次要的关系，会同各临床教学基地，统筹规划建设临床技能模拟训练中心，科学配置模拟病房、模拟手术室、模拟创伤抢救室及临床各科模拟训练室等，组织专家拟制模拟训练科目、训练大纲、训练流程及考核标准，使临床技能模拟训练工作能够有力、有效、有序地展开。

临床技能训练模型，特别是一些高端模拟人，价格高昂，训练器械、物资、耗材的消耗也很大，为了提高资源的使用效益，临床技能模拟训练中心的建设管理必须遵循集中建设、统一管理、开放共用的原则，实行统一招标采购、维护更新、教学调度、师资调配、规章管理，在保证完成日常训练任务的前提下，应建立开放预约制度，既确保完好率，又提高使用率。

但是，临床技能模拟训练也有一定的局限性。例如，其不能模拟临床的全部过程，也无法与患者进行沟通和交流，不能全面观察各种操作给患者带来的反应，等等。冷冰冰的模拟人与活生生的现实患者之间是有显著差异的，因此临床模拟训练与临床实际操作之间也是有一定的距离的。

总之，临床技能训练是医学教育的关键环节，如何提高医学生的临床技能是高等医学教育改革永恒的主题。随着科学技术的发展进步，临床技能模拟训练正成为高等医学教育改革的重要方向和动力引擎，它改变了传统的教学模式，为临床技能训练提供了一个逼真模拟而又安全可靠的教学环境，可以在不损害患者利益的前提下，进行各种有创、无创的操作训练，是临床技能训练的有益补充和拓展延伸。

五、临床模拟训练教学法的特点

传统的临床医学实践教学方法是使医学生通过观察和重复教师或高年资医生的操作来进行的，医学生只能学习到接触过的病例，通过书本教育去想象不能见到的病例。一个合格医师的成长需要花费很长的时间和精力。而如今，医学生成长困难已经不光是时间和机会的问题，病种的增多、患者维权意识的提高、法制的健全等因素都在制约着医学教学事业的发展，此时医学模拟教学的应用便凸显出其强大的优势和重要性。

（一）训练真实性

所谓"模拟"，是相对"真实"而言的，因此模拟教学的最主要特点，也是内在要求，就是创造出尽可能贴近真实机体构造和临床环境的模型器具，用颜色、声音、动画等多种媒介刺激帮助学生尽快建立形象概念。例如，各种解剖模型中，肌肉、骨骼、血管、神经及各种脏器必须遵照正常人体的统计数据来制作，其位置、毗邻关系均是真实人体的再现。功能训练模型如手臂静脉穿刺模型，上臂按照原比例制作，外观上无论是肤色还是皮肤质感、弹性、软硬程度都和正常人体上臂肌肤接近，"血管"在"皮肤"下若隐若现，用针穿刺时，可以感知"皮肤"的阻力，甚至还有针入血管时的落空感，若穿刺成功，可以抽取出"血液"。在更高级的由电脑控制的模拟教具上，可以模拟出人在多种疾病状态下或用药后的生命体征变化，心电监护仪、血压计、除颤器等医用设备可以直接连接在模拟人上，并可显示出测量数据。另外，各种模拟器具联合使用，还可以创造出模拟病房、模拟手术室、模拟急诊室甚至模拟医院等各种医疗环境，其内部的布局、器物摆设等均与真实临床环境一致，唯一不同的是病床上躺着的是模拟人而非真人，学生在这样的环境中学习处理各种临床情景，就如同在医院工作一样，训练的真实性较好。

（二）时间方便性

以往的医学生在学习过程中会从理论中学习到多种疾病的诊断与治疗方法，但是在临床实践过程中，并非会遇到书本中学习到的各种病例。因此，医学生需要在之后的实践过程中去等待某个病例的出现。医学模拟系统的应用，使医学生在成长期间不用苦苦等待某个患者到来才能进行学习和训练，它可以完全按照教师和学生的时间来创造学习环境，随时随地安排训练和学习。

（三）病例多样性

通常很多疾病发病率较低，低年资医生很难看到不常见或罕见的病例，尤其是一些乡镇卫生院的医生，一生中能够见到的病例是有限的，这大大妨碍了当地医疗水平和其个人医疗技能的提高和发展，使其在执业生涯中遇到疑难病例的紧急处理情况时束手无策。如果在接受教育期间或者在继续教育的过程中，利用模拟系统创造出多种真实的病例，让其接受诊断、治疗的训练，便可以避免那些不常见但是可能性质严重的事件发生。

（四）训练可调性

不同阶段的医学生，他们接收到的医学知识深度和广度会有所不同，假使一味地进行同等级难度的训练，对于初级医学生无疑是拔苗助长，而对于高年级的医学生来说，又是驾轻就熟不具挑战性的"小儿科"。借助医学模拟系统进行各种难度和阶段的训练，如基本概念的学习、基本操作的练习、急救练习等，可以适应不同科目和不同阶段的医学生的学习要求。

（五）患者安全性

以往医学生学习了理论知识后，会直接进入临床进行实践学习。这一阶段以临床患者为目标，在带教教师的带领下，进行实践技能的训练。在这一过程中，往往会因为实习生的误操作，如叩诊的力度太大、触诊的手法不准确等，带给患者更大的痛苦，给医患关系造成伤害。医学模拟系统的介入，使医学理论知识学习和临床实践技能操作之间又增添医学模拟学习阶段。医学生在使用模拟系统时，可将其视作真实的患者来进行操作，学生也可以出错，但是对"患者"不会造成任何伤害，这为医学生进入下一个环节的学习提供了真实的基础。

（六）操作纠错性

在以往的实践操作学习过程中，医学生基本是在带教教师的指导下，在患者身上进行操作的。一旦出错，会给患者带来极大的危害，也给医学生带来很大的心理压力。模拟系统的最大优势就是在使用过程中，医学生可以不怕出错，也不会因为操作不当而造成不良后果，当出现错误时，会被带教教师及时纠正，有利于增强记忆，大大增强了医学生在日后职业操作中的信心和在治疗患者时保持应有的平和心态。

（七）过程可控性

对于某种疾病的病理表现、现场诊断、紧急治疗这一过程，模拟系统可以根据需要进行减缓、停止或重新操作，使过程完全在学生或教师的掌握之中。医学生在学习和训练的过程中，可以随时暂停，对某一现象提出疑问，并由教师解答，教师也可以针对医学生的某一操作进行指导和纠正。

（八）记录和回放

由计算机设定的真实环境，具备记录和回放的功能。医学生的训练过程可以通过各种方式记录下来，包括摄像或者系统自带装置，训练完成后学生和教师可以一起观看或检查记录，实时地进行讨论和评价，有利于发现优点和失误，同时强化训练的技术。

（九）成本低耗性

和其他技术性职业一样，医务工作中的技能操作需要反复练习才能由生疏变为熟练，在患者身上练习是不现实和不道德的，在标准化病人上无法完成有创性操作训练，而且教学成本非常高，特别是在目前国内医学院校大量扩招的情况下，只有模拟训练能够解决好这个问题。因模拟系统具备学习的安全性能和纠错性，在模拟教学中，练习者可以针对一个手法技巧，在模拟患者身上练习无数次，直到手法纯熟、规范为止。而各种虚拟训练设备，依靠先进的电子成像及触觉感知技术，可以满足无数次的高质量训练要求而无损耗。

（十）团队合作性

一个患者的治疗往往需要一个团队共同努力来完成，医学生可以利用模拟教学的优势，在高级模拟系统上进行团队协作共同治疗患者，培养团队协作精神。

由于上述特点，在急救训练、有创性临床操作训练上，模拟教学日益显示出其成本低、重复性高、教学效率高，以及符合医学伦理学要求等优势。虽然没有任何东西可以取代真实的患者，但是在医学教育的早期阶段中使用模拟教学方式是非常安全、可靠和科学的方法。

第二节　以研究为基础的教学法

RBL 是以设计性的综合实验为载体，在导师的指导下，让学生参与科研全过程，使其在本科阶段能接受科学思维、创新意识和创新能力的训练，把理论知识和实践相结合。该模式坚持以学生为中心的原则，把教学和科研有机结合，把人才培养和学科建设有机结合，把学习、探究和实践有机结合，以培养高层次、复合型、多样化的高素质创新型人才。

一、RBL 的实施程序

给学生研究方向—学生和导师拟定研究课题—学生查阅资料，撰写课题计划书—导师指导修正—实验—总结，提交论文和实验设计报告。

（一）确定研究题目

学生分组，根据需要由 3～5 名学生组成 1 个小组，并指定导师。在导师的指导下，根据前期课程学习情况，提出自己感兴趣的研究方向，利用图书馆及互联网广泛查阅相关的文献资料，了解国内外研究现状，获取相关信息。在归纳整理文献资料的基础上，小组集体酝酿，学生与导师充分讨论，确立一个既有科学性又有一定创新性的课题。初步确定选题后，指导教师根据设计方案的目的性、科学性、创新性和可行性进行初审，指导学生对实验方案进行论证。

（二）开题

确定课题后，学生小组撰写课题计划书。课题计划书主要包括立题依据，研究目的、研究内容、拟解决的关键问题，实验方案、技术路线和实验进程，研究的可行性分析，研究的特色和创新性，预期结果等。并组织学生小组开题，进一步明确研究的方法和路径。

（三）实验

实验前，学生小组根据设计方案制订实验计划，进一步细化实验操作流程；准备实验材料；确立观察指标和指标的检测手段。学生按照实验设计方案和操作步骤认真实验，记录各项实验的原始数据及结果。实验结束后，学生及时整理实验结果和数据。

（四）总结

完成实验数据的整理、归纳和分析讨论后，学生对研究进行总结；撰写论文、实验研究报告；组织学生小组报告课题研究成果。

二、RBL 的优势与不足

（一）RBL 的优势

RBL 充分体现了以学生为中心的人本主义教学思想和合作教育的新型师生观；改变了传统教学以教师和书本为核心的状况，让学生成为教学中的主人；注重学生自主学习能力的培养；锻炼了学生提出问题、综合分析问题和解决问题的能力；强化了学生科研创新能力和严谨的科学态度；促进了学生沟通交流技能、团队协作精神的培养。同时，RBL 对转变教师的教学理念、深化教学改革也起到推动作用。

（二）RBL 的不足

课题设计需要具有丰富科研经验的教师担任，对师资要求高；由于时间和学生素质的限制，一般只能完成小课题；评价体系尚不够完善；教学成本很高。

第三节　以资源为基础的教学法

一、ReBL 的内涵及特征

ReBL 是全球高等教育在信息化、网络化时代的最新发展，其意义在于肯定教育资源在教育系统中的基本作用。它是学习者通过接触各种资源或运用它开展实践活动，在教师指导下完成学习目标的过程。基于建构主义观点，ReBL 强调积极地学习，通过真正认知去学习和在学习者当中通过社会交往学习。医学生为解决某一问题或完成某项任务，利用网络资源，通过对资源检索、学习、评价和重组找到所需要的信息，从而解决问题、建构知识。它的显著特征是学生学习的灵活性和自主性，将学习过程变成学习者个人的探索和发现过程。

二、ReBL 的实施方法

ReBL 的教学设计需要考虑的不是一节课，而是学年甚至更长时间的教学活动。有学者提出四阶段的学习模式：了解医学问题、确定医学问题、医学问题调查、医学问题总结。ReBL 的教育理念是要求学生在面对信息时代知识激增挑战的时候，具备独立搜集、处理、利用信息的能力，将学科课程学习目标与信息文化素养整合起来，增强学生自我更新、自我发展和终身学习的观念和能力。ReBL 实施的难点在于如何确保用最适当的学习资源支持学习，否则，将会付出大量的时间和精力，这对教师的指导水平提出较高要求。

三、ReBL 的优势与不足

与传统教学模式相比，在 ReBL 中，教师是学生学习的促进者和指导者，学习的资源不再局限于书本，还有网络、标本、模型等，学习更注重问题，强调学生发现信息的过程。学生是学习活动的主体，学生在信息搜集和信息翻译以解决实际问题的过程中，完成知识的建构。这样可以培养学生的创新精神和独立解决问题的能力，有利于适应信息时代的要求，也有利于提高学生独立学习的技巧。ReBL 存在的问题：教师课堂讲授的减少使学生的基础理论知识出现系统性减弱，需要学生花费更多的精力和时间，这与当前学生学习任务重是矛盾的，也需要学生克服传统教学依赖教师的心理。

第四节　同伴互助学习法

同伴互助学习主要是指通过地位平等或匹配的伙伴（即同伴）积极主动地帮助和支援来获得知识和技能的学习活动。它的含义广泛，包括同伴指导（peer tutoring）、同伴教育（peer education）、同伴示范（peer modeling）、同伴监督（peer monitoring）、同伴咨询（peer counseling）与同伴评价（peer assessment）。其中一些方法有利于学生对知识的获取，一些方法则可促进学生个性的发展。由于同伴互助学习的形式和内容的多样化，因此，在培养学生的自主学习能力、人际交往能力、协作精神、平等竞争意识等方面，其具有强大的教育功能。

同伴互助学习与其他互助式学习不同，它不是弱化或替代教育教学，而是要以独特的品质和丰富的同伴间的交流，对专业的教学进行补充，让学生有更多的学习主动权，让学生为自己的学习承担更多的责任。同时，开展同伴互助学习活动也是培养学生终身学习习惯的一种尝试，学生可以在自学的基础上，自发寻求帮助，并最终达到解决问题的目的。

一、同伴互助学习教学计划

（一）同伴互助学习课程的适用性

同伴互助学习并不适用于医学教育的所有课程和领域，主要运用于基础医学和临床技能训练、复杂的沟通技能培训、自我指导学习和课程组织等方面，但不适用于需要教师具备较高学术造诣或内涵丰富和复杂的学科领域。

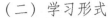

（二）学习形式

作为正式课程教学计划的补充，大部分同伴互助学习课程采用便捷的小组式学习，可以是预习、复习、补充或者实践临床技能。同伴互助学习的形式多种多样，可以是面对面的接触、同伴说教式的指导，也可以是心理咨询、学习小结、复习指导、计算机辅助教学等。

（三）导生的招募

导生（peer tutor）是与导师对应的一个名词，导生在互助学习过程中起着至关重要的作用，其在一定程度上扮演着领导者、组织者或指导者的角色。互助学习学生预约申请的处理、教学计划的实行、知识的传授、小组成员的角色定位和学习成果的评价等都需导生组织实施。因此，导生的招募必须综合考评，择优推荐。

（四）同伴学习者

同伴互助学习法原则上是对有兴趣的学生开放，实际上，目前的互助学习研究活动也可根据项目要求安排教学计划。同伴学习者（peer learner）之间是一个互助共同体，个体之间思维、情感、能力的差异性和多样性为互助共同体的创建提供了可能，个体的主动参与和主体间的相互发展行为，保证了互助共同体的形成。

二、同伴互助学习法

（一）同伴指导

同伴指导是一种特殊的角色扮演学习活动，它依据课程或项目内容，选择不同能力水平的参与者，确定导生和同伴学习者的角色并加以培训，通过设置一定的交互程序，展开学习活动。其实施包含以下几方面的工作内容：

（1）参与者的选择和角色分配：参与者一般是能力互补的学生组合，导生和同伴学习者的角色并不固定，会根据内容不断变化。

（2）课程内容：课程内容的设计应有适当的挑战性，以激发学生的兴趣。

（3）培训：在同伴互助学习中，参与者的培训是一个关键性环节。导生的培训可使教学计划更加有效，一般采取直接指导、教学示范和操作过程监督相结合的方式。对于同伴学习者，主要是培训其积极参与学习和独立解决问题的能力，如参加指导、回答问题、反馈和请求帮助等。

（4）强化：通过强化使得知识和技能得以保持和转化。

（5）监测和评估：经常性监测和进行基于课程的定期评估，有利于维持同伴互助学习程序的完整性和辅导成果的圆满完成，其内容主要包括互助学习计划的执行和参与成员的学习表现。

（二）同伴示范

同伴示范是指树立一个有能力的学习行为典范（示范者），小组内的其他人进行观察学习或模仿。示范者并不一定具有专业水准，但要符合模仿者的日常生活。模仿者的感性认知能力（对示范者的行为能够定义）和认知水平（对示范者的行为能够理解和领会），示范者在年龄、能力、学习方式等方面与模仿者的相似度，以及学习的内容和过程等，均对学习效果起着重要作用。

（三）同伴教育

同伴教育简单来说是指同伴在非正式的集体环境中，提供关于敏感生活问题的可靠信息，并进行讨论，主要应用于健康教育、毒品预防、艾滋病传播等社会生活领域。同伴教育的实施与以下方面密切相关：

（1）同伴教育者的选择：选择方式为学校招募或学生自我组织。同伴教育者需要有一定的名望或权威、沟通能力、适当的社会认知水平和成熟度、参与交流的主动性和能够保守秘密。同伴教育者之间最好有不同的长处和短处，以利于相互学习和补充指导。

（2）角色扮演：在同伴教育活动前，要清晰地阐述教育内容、保密程度、扮演角色等。

（3）人数：一个小组的同伴教育者一般两人结对为宜，最好来自相同的班级，以利于时间安排。

（4）培训：培训的主要目的是扩展同伴教育者的知识水平和认知能力，增加其领导者的自信。培训者可从学校教师、当地卫生部门工作人员或以前的同伴教育者中选择。

（5）性别问题：①目标人群的性别问题。同性别目标人群有利于参与者敞开心扉，但对于不太敏感的话题，目标人群的性别差异性，反而有利于小组讨论效果的展现。②同伴教育者的性别问题。目前，同伴教育者以女性居多，应该鼓励男性参与同伴教育者的志愿者活动。

（6）同伴教育目标：明确每次活动要达到什么目的，这是取得成功的关键环节。

（7）时间：一次同伴教育活动可能持续15分钟到2个小时。这需要根据课程安排合理调整分配时间。

（四）同伴咨询

同伴咨询是指人们从相似的群体选择辅导者，他们不是专业教师，但是能帮助解决一般的生活问题，并能通过倾听、反馈、总结、给予帮助等互动找出解决问题的办法。有困难的学生可能不愿进行专业辅导，基于较高的意识共鸣，其进行同伴咨询可行性更高。

（五）同伴监督

同伴监督是合作伙伴之间通过适当和有效的学习过程或程序来互相监督，也可被视为一种学习行为。同伴监督反馈能使学习者在朝着目标的过程中，更好地调节自身行为。

（六）同伴评价

同伴评价是指对小组其他学习者学习成果的形成性和终结性评价。同伴评价是在计划实施过程中形成的，能比教师的指导行为给予更多的经常或立即的评价，是学生改善自我评价的手段。在同伴评价中，根据目标要求和学习内容，需要考虑评价目标、评价标准、同行匹配、培训、活动内容（如做什么、和谁做、时间、地点、信息资料、注意的关键问题等)、过程监测、调整、以后的行动和评价。

三、同伴互助学习的内容

(1) 学习内容。学习的内容应当包含知识和技能。

(2) 同伴间数目对比关系。在部分项目中，一个帮助者可能面对一组受助者，小组人数可能为 2～30 人，甚至更多。

(3) 互助学习指导者和对象选择。互助学习者的选择具有广泛的自由性，如高年级指导低年级学生等。

(4) 能力。很多项目是建立在双方能力互补的基础之上，但双方能力相同也许更能提高学习的兴趣。

(5) 小组中角色扮演的连续性。帮助者和受助者的角色不是固定不变的，在小组结构中，角色的转变（交替式的互助学习）能引起更大的新鲜感和激发学习者的自尊心。

(6) 时间。同伴互助学习可以在正规课堂学习时间内，也可在课外，这取决于它对课堂正常教学的补充的程度。

(7) 地点。与时间相对应，可根据教学内容和形式发生改变。

(8) 提供帮助的同伴的特点。传统认为的帮助者应该是成绩最好的学生，在现实中可能由于能力上的过大差距，对那些受助者可能没有很大的激发作用，甚至妨碍其学习效果。但帮助者仅仅是水平一般或者更差的学生，那么，所有参与者都将在共同的活动中面临挑战、得到提高，双方获益的可能性更大。

(9) 接受帮助的同伴的特点。一些项目可能针对的是所有群体或者某些小群体，如具有特殊能力和天赋的人，成绩较差者、失败者、辍学者等。

(10) 学习目标。互助学习的目标是获得智力上的收益，产生学术成果，得到情感和态度上的收获、自我形象或者自我认识的改变，组织目标也可能包括降低辍学率和促进学生进取精神的培养。

(11) 自愿还是非自愿。一些项目中，成员是被要求参与的，而另一些则是帮助者自愿参与的。

(12) 辅助条件。外在条件和内在动力也影响着互助学习实施的效果。

第五节　计算机辅助教学法

计算机辅助教学法的发展程度与经济发展和计算机普及程度有关，该方式和网络教学是最能引起医学教育方式深刻变革，并给医学教育带来开创性革新的教学技术。随着教育、信息和传播技术的迅速发展，医学教育方法日渐显现出超时空化的特点。网络教学、远程教学等的广泛应用正在不断改变教师传授知识的方式，医学院校已经开始向不同需求的受教育者提供弹性更大的学习时空。近年迅速风靡全球的"慕课"（MOOC），即大规模的网络开放课程，是新近涌现出来的一种在线课程的开发模式，它起源于过去的发布资源学习管理系统，以及将学习管理系统与更多的开放资源综合起来的旧的课程开发模式。学习在网上完成，无须更换地点，不受时间限制。

随着时代的发展，医学教育方法也不断面临着新的挑战。本节介绍的这些教学方法，各有特点，但并非非此即彼，而是互有交叉和渗透，共存于当今医学教育。LBL 教学法最大的优点是经过了长期实践、教材系统、理论体系完备、教师与学生普遍接受。因此，其仍然是不可替代的教学方法。PBL、CBL、ReBL、RBL、TBL 共同的特征是以培养学生的自主学习能力、创新思维及协作精神，并提高学生分析解决问题的能力为目的。他们都有显著的优势，也有各自的缺点。因此，对这些教学方法的运用应结合专业、学科、教学内容特点、学生和师资的情况，以及各院校的特色，或多种方法结合使用，取长补短。高等医学教育应该在传承正确的教育理念基础上尝试新的教育方法和教育手段，充分借鉴发达国家人才培养模式，为我国培养更多复合型、创新型医学人才。

第三编　我国医学教育教学方法的典型案例

● 第八章　典型案例

第一节　PBL：别再让我遇见你（广州医科大学）

一、基本情况

（1）案例题目：别再让我遇见你。

（2）系统模块：心血管系统模块。

（3）适用对象：临床医学专业（三年级）。

（4）撰写者：区映研、张俊艳、黄敏齐、黄映红。

（5）日期：2014 年 3 月 1 日。

二、前言

（一）使用本案例的学生应具备的背景知识

医学免疫学，病理生理学，传染病学，内科学，诊断学。

（二）预定学习目标

1. 第一幕

（1）人体体温调节机制。

（2）发热的定义与发生机制。

（3）发热时机体的功能与代谢变化。

（4）测定体温的方法与注意事项。

（5）人体体温正常值。

（6）发热的常见热型和临床意义。

2. 第二幕

（1）充血性皮疹与出血性皮疹的鉴别。

（2）发热伴皮疹要考虑的疾病。

（3）发热伴皮疹与淋巴结肿大要考虑的疾病。

（4）与蚊子有关的传染病。

3. 第三幕

（1）发热伴血常规异常的进一步检查方法及相关疾病。

（2）正常的止血机制。

（3）止血、凝血功能的实验检查。

（4）蚊虫传播的传染病的预防原则。

（5）登革热病因、发病机制与诊治方法。

三、教案简介

一位 35 岁男性患者，突发高热，伴畏寒、乏力、头痛、全身骨关节疼痛，医生检查发现患者头面部、颈部及前胸部潮红，眼结膜充血，双下肢、躯干可见部分融合的红色斑疹，压之褪色；腹股沟有肿大淋巴结，心率快；实验室检查有白细胞和血小板减少。

四、关键词

冠心病（coronary heart disease）；急性心肌梗死（acute myocardial infarction）；高血压（hypertension）；高脂血症（hyperlipidemia）；胸痛（chest pain）；经皮冠状动脉介入治疗（percutaneous coronary intervention，PCI）。

五、教案剧幕

（一）第一幕

张先生，35 岁，是一名公司职员。8 月的一个下午，上班时他突然感觉全身阵阵寒意冒出，还起鸡皮疙瘩，伴疲乏，不一会儿全身开始发烫，头胀痛，四肢骨关节酸痛乏力，伴恶心、呕吐，张先生自认为"感冒"，立即回家休息，测腋下体温为 38.9 ℃。自服"百服宁"，但症状完全没有缓解，同时全身酸痛加剧。晚上到附近一诊所就诊，测体温 40 ℃，诊断为"发热查因"，输液（具体不详）2 天，症状未缓解，体温仍持续高于 40 ℃。

1. 案例说明

希望学生能复习发热的定义、发生机制、机体代谢与功能改变。讨论体温测定方法、注意事项与正常值，发热的处理原则和常见退热药，发热常见热型的表现及其临床意义。通过复习、讨论对发热的基础和临床有一个系统全面的学习。

2．建议时间分配

头脑风暴20分钟，列出学习目标20分钟。

3．教案中所包含的学习目标和提示用问题

一般需要将目标和问题以表单形式呈现，见表8－1。

表8－1 第一幕的学习目标和提示用问题

描述	学习目标		提示用问题
	主要	次要	
张先生是一名公司职员，35岁。在盛夏的一个下午上班时他突然感觉全身阵阵寒意冒出，还起鸡皮疙瘩，伴疲乏，不一会儿全身开始发烫	（1）人体体温调节机制。（2）发热定义与发生机制	—	（1）患者为什么会先冷后热？（2）发热的整个过程是怎样的？
头胀痛，四肢骨关节酸痛乏力，伴恶心、呕吐。他觉得自己应该是"感冒"，于是赶快回家休息	发热时机体功能与代谢变化	—	为什么发热的时候会伴有这些症状？
自测腋下体温38.9℃	（1）测定体温的方法与注意事项。（2）人体体温的正常值	—	（1）哪些部位还可测体温？（2）正常体温是多少？
并自服了"百服宁"，但症状完全没有缓解，全身酸痛还不断加剧	解热镇痛药作用原理	常见退热药与分类	（1）百服宁为什么能用于发热的治疗？（2）除了这个药，还有什么类似的药？
晚上痛得实在受不了，只好到附近的医院看病，测体温40℃，医生诊断为"发热查因"，给他输液（具体不详）2天，但症状一直没有缓解，体温仍持续高于40℃	发热的常见热型和临床意义	发热的一般处理原则	（1）这样处理发热对吗？（2）不同疾病有不同热型吗？

（二）第二幕

第一小节

同时，张先生双下肢出现针尖样红色皮疹，并逐渐增多，蔓延至四肢、躯干，无明显瘙痒感。张先生决定到上级医院就诊。朱医生接诊，查体。体温为40.0℃，脉搏为126

次/分。神志清，急性面容，头面部、颈部及前胸部潮红，眼结膜充血；双手臂和小腿可见几处抓痕；双下肢、躯干可见红色斑疹，部分融合，压之褪色。腹股沟可扪及 3 粒 0.8 cm×0.5 cm 的淋巴结，双肺呼吸音粗，未闻及干湿啰音，率齐。腹部检查无异常。

第二小节

朱医生问他双手臂和小腿抓痕怎么回事，他告诉医生是蚊子叮咬后瘙痒抓的；还说他家就在小区观景水池旁边，小区绿化好，但蚊子特别多。

1. 教案说明

在这一幕中，我们应设计学生讨论如何鉴别充血性皮疹和出血性皮疹。学生围绕发热、皮疹、淋巴结肿大机制与疾病展开讨论，然后归结到与蚊子有关的传染病上。

2. 建议时间分配

头脑风暴 20 分钟，详细举例 20 分钟。

3. 教案中所包含的学习目标和提示用问题

一般需要将目标和问题以表单形式呈现，见表 8-2。

表 8-2　第二幕的学习目标和提示用问题

描述	学习目标		提示用问题
	主要	次要	
同时，张先生双下肢出现针尖样红色皮疹，并逐渐增多，蔓延至四肢、躯干，无明显瘙痒感。张先生决定到上级医院就诊。朱医生接诊，查体：体温为 40.0 ℃，脉搏为 126 次/分。神志清，急性面容，头面部、颈部及前胸部潮红，眼结膜充血；双手臂和小腿可见几处抓痕；双下肢、躯干可见红色斑疹，部分融合，压之褪色	（1）充血性皮疹与出血性皮疹鉴别。（2）发热伴皮疹要考虑的疾病	一	（1）如何观察皮疹？（2）什么情况下患者发热伴皮疹出现？
腹股沟可扪及 3 粒 0.8 cm×0.5 cm 的淋巴结，双肺呼吸音粗，未闻及干湿啰音，率齐。腹部检查无异常	发热伴皮疹与淋巴结肿大要考虑的疾病	患者淋巴结肿大的原因	什么情况下有发热和皮疹患者出现淋巴结肿大？
朱医生问他双手臂和小腿抓痕怎么回事，他告诉医生是蚊子叮咬后瘙痒抓的；还说他家就在小区观景水池旁边，小区绿化好，但蚊子特别多	与蚊子有关的传染病	感染性疾病与传染病的区别	被蚊子叮咬说明什么？

（三）第三幕

第一小节

张先生随后进行了相关实验室检查，结果如下。

（1）血常规。白细胞计数 2.2×10^9/L，中性粒细胞 80%，红细胞计数 $4.65 \times$

10^{12}/L，血红蛋白 146 g/L，血小板计数 72×10^9/L。

（2）凝血四项。凝血酶时间 30 秒，凝血酶原时间 12.3 秒，活化部分凝血活酶时间 58 秒，纤维蛋白原 2.17 g/L。

（3）胸片。心、肺、膈肌未见异常。

（4）心电图。窦性心动过速。

张先生立即被要求住院隔离治疗。

第二小节

张先生住院后相关检查结果如下。

（1）登革热抗体检测：血细胞凝集抑制实验抗体效价大于 1/1280；IgM 抗体阳性。

（2）登革热病毒 PCR（＋）。

（3）血清中分离出登革热病毒。

经治疗后张先生痊愈出院。

1. 案例说明

在这一幕中我们设想学生复习正常的止血和凝血机制、学习凝血功能的实验室检查，并围绕发热、皮疹伴白细胞减少讨论登革热的诊治与预防。

2. 建议时间分配

头脑风暴 20 分钟，详细举例 20 分钟。

3. 教案中所包含的学习目标和提示用问题

将学习目标（主要、次要），提示用问题等整理，具体见表 8 - 3。

表 8 - 3 第三幕的学习目标和提示用问题

描述	学习目标		提示用问题
	主要	次要	
张先生随后进行了相关实验室检查。血常规：白细胞计数 2.2×10^9/L，中性粒细胞 80%，红细胞计数 4.65×10^{12}/L，血红蛋白 146 g/L，血小板计数 72×10^9/L	发热伴血常规异常的进一步检查方法及相关疾病	—	（1）血常规是否有异常？（2）诊断时还需要做什么检查？
凝血四项：凝血酶时间 30 s，凝血酶原时间 12.3 s，活化部分凝血活酶时间 58 s，纤维蛋白原 2.17 g/L	（1）正常的止血机制。（2）止血、凝血功能的实验检查	—	（1）什么情况下不能止血？（2）检查结果说明什么？
胸片：心、肺、膈肌未见异常。心电图：窦性心动过速		—	—

续上表

描述	学习目标		提示用问题
	主要	次要	
张先生立即被要求住院隔离治疗	蚊虫传播的传染病的预防原则	引起传染病流行的基本条件	为什么要隔离？
张先生住院后的相关检查如下： （1）登革热抗体检测：血细胞凝集抑制实验抗体效价大于 1/1280；IgM 抗体阳性。 （2）登革热病毒 PCR（＋）。 （3）血清中分离出登革热病毒；后经治疗后痊愈出院	登革热病因、发病机制与诊治方法		（1）为什么要做这些检查？ （2）检查结果与前面的症状体征与实验室检查的联系是什么？ （3）患者大概是如何治疗的？

4．学习目标指引

（1）血常规检查见表 8 - 4。

表 8 - 4　血常规检查

中文名称	英文名称	参考值
白细胞计数	WBC	$(4 \sim 10) \times 10^9/L$
中性粒细胞计数	NEUT	$(2.0 \sim 7.5) \times 10^9/L$
中间细胞计数	MID	$(0.1 \sim 0.8) \times 10^9/L$
嗜酸粒细胞总数	Eos	$(0 \sim 0.7) \times 10^9/L$
嗜碱粒细胞总数	Bas	$(0 \sim 0.2) \times 10^9/L$
淋巴细胞计数	LY	$(0.8 \sim 4.0) \times 10^9/L$
中性粒细胞百分数	NEUT%	$51.0\% \sim 75.0\%$
中间细胞百分数	MID	$3.0\% \sim 8.0\%$
嗜酸粒细胞百分数	Eos	$0.5\% \sim 5.0\%$
嗜碱粒细胞百分数	Bas	$0 \sim 1.0\%$
淋巴细胞百分数	LYM	$18.7\% \sim 47.0\%$
红细胞计数	RBC	男：$(4.0 \sim 5.5) \times 10^{12}/L$ 女：$(3.5 \sim 5.0) \times 10^{12}/L$
血红蛋白	HGB	男：$120 \sim 160 \ g/L$ 女：$110 \sim 150 \ g/L$

续上表

中文名称	英文名称	参考值
红细胞比积	HCT	男：37.0%～49.0% 女：35.0%～45.0%
平均红细胞体积	MCV	82.0～92.0 fL
平均红细胞血红蛋白含量	MCH	27.0～31.0 pg
平均红细胞血红蛋白浓度	MCHC	320～360 g/L
红细胞体积分布宽度	RDW	10%～16%
血小板计数	PLT	（100～300）×10^9/L
平均血小板体积	MPV	7.6～10.6 fL
血小板比积	PCT	0.08%～0.32%
血小板体积分布宽度	PDW	15.5%～18.1%

（2）凝血四项检查。

凝血酶时间（正常值为16～18秒），凝血酶原时间（正常值为11～13秒），活化部分凝血活酶时间（正常值为32～43秒），纤维蛋白原浓度（正常值为2～4 g/L）。

（3）发热的定义。

发热是指机体在致热原的作用下使体温调节中枢的调定点上移而引起的调节性体温升高。

（4）发热的原因。

临床上的医疗发热可分为感染性和非感染性两大类。感染性发热（infectious fever）临床多见，可以是急性、亚急性或慢急性，亦可是全身性或局部性感染。其病原体可以是病毒、细菌、支原体、立克次体、螺旋体、真菌、寄生虫等。患者除发热外，还有全身毒血症状。

非感染性发热（noninfectious fever）主要有下列几类原因：

A. 无菌性坏死物质的吸收：①机械性、物理性或化学性损害；②血管栓塞或血栓形成引起的内脏梗死或肢体坏死；③组织坏死与细胞破坏。

B. 抗原－抗体反应。

C. 内分泌代谢障碍。

D. 皮肤散热减少。

E. 体温调节中枢功能失常：①物理性（如中暑）；②化学性（如重度安眠药中毒等）；③机械性（如脑出血、脑震荡、颅骨骨折等），高热无汗是其特点。

F. 功能性发热（自主神经功能紊乱）。

（5）感染引起发热的机制。

外源性致热原如病原微生物（细菌、病毒、衣原体、真菌等微生物）及其产物、炎性渗出物、坏死组织、抗原抗体复合物等，通过激活中性粒细胞、嗜酸性粒细胞和单核巨噬细胞释放内源性致热原［如白细胞介素 - 1（interleukin-1，IL-1）、肿瘤坏死因子（tumor necrosis factor，TNF）、干扰素（interferon，IFN）和白细胞介素 - 6（interleukin-6，IL-6）等细胞因子（这是目前已明确的 4 种主要内源性致热原）］，内源性致热原再通过血 - 脑屏障直接作用于体温调节中枢，使体温调定点上升，导致产热增加、散热减少、体温上升。

（6）发热会引起的病理生理改变。

A. 代谢改变。发热机体的代谢改变包含两方面：①在致热原作用后，体温调节中枢对产热进行调节，提高骨骼肌的物质代谢，使调节性产热增多。②体温升高本身的作用，体温升高 1 ℃，基础代谢率提高约 13%。例如，伤寒患者体温上升并保持于 39 ～ 40 ℃，其基础代谢率增高 30% ～ 40%（低热量饮食条件下）。因此，持久发热使物质消耗明显增多。如果营养物质摄入不足，就会消耗自身物质，并易出现维生素 C 和维生素 B 的缺乏，故必须保证有足够的能量供应，并补充足量维生素。

a. 蛋白质代谢：高热传染患者的蛋白质分解加强，尿氮比正常人增加 2 ～ 3 倍，可出现负氮平衡，即摄入未能补足消耗。蛋白质分解加强除与体温升高有关外，还与白细胞致热原（leucocytic pyrogen，LP）的作用有关。LP 通过前列腺素合成增多而使骨骼肌蛋白质大量分解，前列腺素是疾病急性期反应之一，除保证能量需求之外，还向肝脏提供大量氨基酸，用于急性期反应蛋白的合成和组织修复等的需要。

b. 糖和脂肪代谢：发热时糖代谢加强，肝糖原和肌糖原分解增多，导致血糖增多，糖原储备减少。由于葡萄糖的无氧酵解也增强，因此组织内乳酸层增加。发热时脂肪分解也显著加强，由于糖代谢加强使糖原储备不足，摄入相对减少，乃动员储备脂肪，储备脂肪大量消耗而致消瘦。由于脂肪分解加强和氧化不全，有的患者还会出现酮血症酮尿。

c. 水盐代谢：在发热高峰期，尿量常明显减少，出现少尿和尿色加深，氯化钠排出随之减少，Na^+ 和 Cl^- 滞留于体内；而在退热期，随着尿量增多和大量排汗，钠盐的排出也相应增多。

在高峰期，高热使皮肤和呼吸道水分蒸发增多。加上出汗和饮水不足，可引起脱水，脱水又可加重发热。因此，要注意持久高热者的饮食情况，确定合理摄水量，尤其是在退热期，大量排汗可加重脱水，必须补足水分。

B. 生理机能改变。

a. 心血管机能改变。体温上升 1 ℃，心率每分钟平均增加 18（12 ～ 27）次。若按华氏温度计算，则上升 1°F，每分钟约增加 10 次。这是血温升高刺激窦房结及交感 - 肾上腺髓质系统活动增强所致。心率加快一般使心输出量增多，但对于心肌劳损或心肌有潜在病灶的患者，则会加重其心肌负担，可诱发心力衰竭。在寒战期，动脉血压可轻度上升，这是外周血管收缩和心率加快的结果；在高峰期，由于外周血管舒张，动脉血压轻度下降，高血压患者的动脉血压下降较为明显。体温骤退，特别是用解热药引起体温骤退时，可因大量出汗而导致休克。

b. 呼吸机能改变。发热时呼吸加快，是上升的体温刺激呼吸中枢，以及提高呼吸中枢对二氧化碳的敏感性所致，传统上把此看作一种加强散热的反应。

c. 消化机能改变。发热时出现食欲不振和唾液分泌减少，前者使患者饮食减退，后者使患者口腔黏膜干燥，当然后者与水分蒸发过多也有关。

d. 中枢神经系统机能改变。高热对中枢神经系统的影响较大，突出表现是头痛，机制未明。有的患者有谵语和幻觉。实验证明，注射 LP 能诱导睡眠，这可对传染患者睡眠较多做出部分解释。

小儿在高热中可出现抽搐，常见于出生后 6 个月至 6 岁的婴幼儿，称热性惊厥。多为全身抽搐，发作时间较短，称单纯型热性惊厥。这类儿童的脑本来正常，无既往脑病史；而有些有既往脑病史的儿童，其热性惊厥则表现为局部抽搐，发作持续时间也较长。热性惊厥的发作，与体温上升的高度和上升的速度都有一定关系。对于原来有脑病史的儿童，发热可降低抽搐发作的刺激阈值。

C. 防御功能的改变。

有利变化：①抗感染能力增加。②抑制或杀灭肿瘤细胞。③急性期反应。

不利变化：诱发心力衰竭、脱水。

（7）发热对机体抵御感染有利吗？

发热是人体抵抗疾病的一种重要的生理性防御反应。发烧时，血液中的白细胞增多，抗体生成活跃，肝脏的解毒功能增强，物质代谢速度加快，能使患者的抵抗力有所提高；发热时可以抑制某些致病微生物在体内生长繁殖。这些变化均有利于消灭致病因素，促进疾病的好转。

（8）常见的退热药有哪些？

水杨酸类、对乙酰氨基酚、布洛芬、尼美舒利、激素类。

（9）发热的治疗目标是否就是退热？

对于发热，最主要是治疗原发病。对于体温小于 40 ℃，又不伴有其他严重疾病的发热，可不急于解热。除了能增强机体的某些防御功能以外，发热还是疾病的信号，体温曲线的变化可以反映病情和转归。特别是某些有潜在病灶的病例，除了发热以外，其他临床征象不明显（如结核病早期），若过早予以解热，则会掩盖病情，延误原发病的诊断和治疗。因此，对于一般发热的病例，主要应针对物质代谢加强和大量出汗引起的高渗性脱水等情况予以补充足够的营养物质、维生素和水。

必须及时解热的病例：发热能够加重病情或促进疾病的发生、发展或威胁生命的。

A. 高热（>40 ℃）病例。高热病例，尤其是达到 41 ℃ 及以上者，中枢神经细胞和心脏可能受到较大的影响。已有实验证明，正常动物在极度高热的情况下，可出现心力衰竭。高热引起昏迷，谵妄等中枢神经系统症状也是常见的。因此，对于高热病例，无论有无明显的原发病，都应尽早解热。尤其是小儿高热，容易诱发惊厥，更应及早预防。

B. 心脏病患者。发热时心跳加速，循环加快，心脏负担增加，容易诱发心力衰竭。因此，对于心脏病患者及有潜在的心肌损害者，也须及早解热。

C. 妊娠期妇女。妊娠妇女若有发热，也应及时解热，理由如下：①已有临床研究报道，妊娠早期的妇女若发热或人工过热（洗桑拿浴）有致畸胎的危险。②妊娠中、晚期，循环血量增多，心脏负担加重，发热会进一步增加心脏负担，有诱发心力衰竭的可能性。

（10）常见发热的热型及其临床意义如何？

发热患者在不同时间测得的体温数值分别记录在体温单上，将各体温数值点连接起来形成体温曲线，该曲线的不同形态（形状）称为热型（fever type）。不同的病因所致发热的热型也常不同。临床上常见的热型有以下几种。

A. 稽留热（continued fever）：是指体温恒定地维持在 39～40 ℃的高水平，达数天或数周，24 小时内体温波动范围不超过 1 ℃。常见于大叶性肺炎、斑疹伤寒及伤寒高热期。

B. 弛张热（remittent fever）：又称败血症热型，体温常在 39 ℃以上，波动幅度大，24 小时内波动范围超过 2 ℃，但都在正常水平以上。常见于败血症、风湿热、重症肺结核等。

C. 间歇热（intermittent fever）：体温骤升达高峰后持续数小时，又迅速降至正常水平，无热期（间歇期）可持续 1 天至数天，高热期与无热期反复交替出现。常见于疟疾、急性肾盂肾炎等。

D. 波状热（undulant fever）：体温逐渐上升达 39 ℃或以上，数天后又逐渐下降至正常水平，持续数天后又逐渐升高，如此反复多次。常见于布鲁氏菌病。

E. 回归热（relapsing fever）：体温急剧上升至 39 ℃或以上，持续数天后又骤然下降至正常水平。高热期与无热期各持续若干天后规律性交替 1 次。可见于回归热、霍奇金病等。

F. 不规则热（irregular fever）：发热的体温曲线无一定规律，可见于结核病、风湿热、支气管肺炎、渗出性胸膜炎等。

不同的发热性疾病各具有相应的热型，区分不同的热型有助于发热病因的诊断和鉴别诊断，但必须注意：①由于抗生素的广泛应用，及时控制了感染，或因解热药或糖皮质激素的应用，可使某些疾病的特征性热型变得不典型或呈不规则热型；②热型也与个体反应的强弱有关，如老年人休克型肺炎时可仅有低热或无发热，而不具备肺炎的典型热型。

（11）如何鉴别充血性皮疹和出血性皮疹？

充血引起的皮疹呈红色，压之褪色，见于伤寒、麻疹、药疹等；而由出血引起的皮疹，虽也为红色，但压之不褪色，见于斑疹伤寒、流行性脑脊髓膜炎、细菌性心内膜炎、流行性出血热、白血病等。

（12）发热伴皮疹的疾病有哪些？

风疹、水痘、猩红热、麻疹、伤寒、斑疹伤寒、恙虫病、肾综合征出血热、传染性单核细胞增多症、流行性脑脊髓膜炎、败血症、风湿热、手足口病等。

（13）患者的淋巴结为什么会肿大？其机制是什么？

淋巴结是人体的重要免疫器官，是接受抗原刺激产生免疫应答反应的场所，有过滤、增殖和免疫作用。正常人体浅表淋巴结很小，直径多在 0.5 cm 以内，表面光滑、柔软，与周围组织无粘连，亦无压痛。在病毒或细菌感染侵入淋巴结时，淋巴结内淋巴细胞和组织细胞反应性增生，表现为淋巴结肿大，并释放淋巴因子和抗体，介导炎症反应，并杀灭微生物。肿大的浅表淋巴结可以用手触及，并常伴有压痛。在身体患恶性肿瘤时，恶性肿瘤也常沿淋巴管转移，并停留在淋巴结内分裂增生，致使淋巴结肿大。

（14）人体免疫器官有哪些？它们的功能是什么？

免疫器官由中枢免疫器官和周围免疫器官组成。

A. 中枢免疫器官包括骨髓和胸腺，骨髓的主要功能是产生血细胞，各种免疫细胞也是从骨髓的多能干细胞发育而来。从骨髓初步发育的淋巴细胞经由血液循环迁移至胸腺，并在胸腺分泌的激素及微环境的诱导下逐渐成熟。骨髓和胸腺主导着免疫活性细胞的产生、增殖和分化成熟，对外周淋巴器官发育和全身免疫功能起调节作用。

B. 外周免疫器官包括淋巴结、脾和黏膜相关淋巴组织等，是免疫细胞聚集和免疫应答发生的场所。

a. 淋巴结具有滤过和净化作用，通过淋巴窦内吞噬细胞的吞噬作用及体液抗体等免疫分子，可以杀伤病原微生物、清除异物，从而起到净化淋巴液、防止病原体扩散的作用。淋巴结中富含各种类型的免疫细胞，利于捕捉抗原、传递抗原信息和活化增殖细胞，因此，它也是重要的免疫应答场所。

b. 脾是体内形体最大的淋巴器官，是发生免疫应答的重要基地，也是全身最大的抗体产生器官。

c. 黏膜相关淋巴组织：在各种腔道黏膜下有大量的淋巴组织聚集，其中最重要的是肠道黏膜淋巴组织（gut-associated lymphatic tissue，GALT）和支气管相关淋巴组织（bronchus-associated lymphoid tissue，BALT）。GALT 包括阑尾、派尔集合淋巴结和大量的弥散淋巴组织；BALT 包括咽部的扁桃体和弥散淋巴组织，构成呼吸道和消化道入口处的防御机构，称为咽淋巴环。除了消化道和呼吸道外，乳腺、泪腺、唾液腺及泌尿生殖道等黏膜也存在弥散的黏膜相关淋巴组织。与淋巴结和脾不同，黏膜相关淋巴组织没有包膜，不构成独立的器官，通过广泛的直接表面接触和体液因子与外界联系，在黏膜免疫中发挥重要的作用。

（15）蚊子引起的传染病有哪些？

蚊子引起的传染病有流行性乙型脑炎、疟疾、登革热、基孔肯亚出血热。

A. 流行性乙型脑炎：一种较为常见的虫媒传染病，是由乙型脑炎病毒引起的、以脑实质病变为主的急性中枢神经系统传染病。感染乙脑病毒的猪为主要传染源，蚊为传播媒介。夏秋季发病，有严格的季节性。主要表现是高热、剧烈头痛、神志障碍，严重患者可有昏迷、抽搐、呼吸衰竭，可因严重脑水肿及脑疝而死亡。

B. 疟疾：一种由疟原虫寄生于人体而引起的寄生虫病，临床上以发冷、发热、贫血、肝脾肿大为主要特征，传播媒介是按蚊。

C. 登革热：是由登革病毒引起，经蚊传播的急性传染病，主要表现为高热、头痛、肌肉、骨骼和关节酸痛，乏力、皮疹、淋巴结肿大等。

D. 基孔肯亚出血热：是由基孔肯亚病毒引起的急性传染病。该病是一种自然疫源性疾病，传染源主要是受感染的动物宿主和患者。基孔肯亚病毒的动物宿主有绿猴、狒狒、黑猩猩、牛、马、猪、兔等。主要传播途径是蚊虫吸血传播，能传播基孔肯亚病毒的蚊虫有埃及伊蚊、非洲曼蚊、非洲伊蚊、棕翅曼蚊等。

（16）白细胞减少见于哪些感染性疾病？

白细胞减少常见于以下感染性疾病：①细菌感染。伤寒、副伤寒是引起白细胞减少的常见原因，布鲁氏菌病、血行播散型肺结核、革兰氏阴性杆菌败血症等亦可引起。②病毒感染，如流行性感冒、麻疹、病毒性肝炎、水痘、风疹、登革热及巨细胞病毒感染等。③立克次体病，如斑疹伤寒。④原虫病，如黑热病、疟疾。

（17）本病初步诊断您考虑是什么？

登革热：高热、皮疹，骨关节疼痛，淋巴结肿大，白细胞减少。

（18）要明确诊断还要做什么检查？

要明确诊断还要做登革热特异性抗体 IgM 检查。

（19）登革热患者出现发热、皮疹、淋巴结肿大、白细胞减少的发病机制。

登革病毒通过伊蚊叮咬进入人体，在单核吞噬细胞系统和淋巴组织中复制至一定数量后，即进入血循环，引起第一次病毒血症；然后再定位于单核吞噬细胞系统和淋巴组织之中，在外周血液中的大单核细胞、组织中的巨噬细胞、组织细胞和肝脏的库普弗细胞内再复制至一定程度，释出于血流中，引起第二次病毒血症。体液中的抗登革病毒抗体可促进病毒在上述细胞内复制，并可与登革病毒形成免疫复合物，激活补体系统，导致血管通透性增加，同时抑制骨髓中的白细胞和血小板系统，导致白细胞、血小板减少和出血倾向。

（20）张先生需要隔离吗？为什么要隔离？怎样隔离？如何预防蚊虫传播的传染病？

张先生需要隔离，按虫媒传播传染病进行隔离，病室应有纱窗纱门，做到防蚊、防蝇、防螨、防虱、防蚤。

（21）引起传染病流行的基本条件有哪些？

引起传染病流行的基本条件包括：

A．传染源：指病原体已在体内生长、繁殖并能将其排出体外的人或动物，包括患者、病原携带者和受感染的动物（患病和携带病原体的动物）。不同的传染病，其传染源可以不同，携带者由于无临床症状，容易漏诊或被忽视，在某些疾病的传播上意义更大，携带者可见以下几种情况。

a．病后病原携带者：①恢复期病原携带者，指发病后病情已基本恢复而进入恢复期，但仍继续排出病原体；②慢性病原携带者，指病原体携带、排出时间超过 3 个月者，如伤寒及乙型病毒性肝炎携带者。

b．健康病原携带者：指无病史和临床症状而排出病原体的人，大多是隐性感染后，由于数量多且无症状而不易被发现，故成为非常重要的传染源。可见于乙型肝炎病毒携带者、伤寒患者、流行性脑脊髓膜炎患者等。

c．受感染的动物：有些动物间的传染病可传染给人，如狂犬病、鼠疫等，称为动物源性传染病，又称人畜（包括家畜及野生动物）共患病或自然疫源性疾病。受感染的动物为传染源。此种疾病患者被感染后，一般不会传染给他人，但肺鼠疫和肺炭疽患者例外，极易传染他人。

B．传播途径：指病原体由传染源排出后，到达另一个易感者所经过的途径，常见的传播途径有以下几种。

　　a. 经空气、飞沫或尘埃等从呼吸道传播：如严重急性呼吸综合征和流行性感冒等疾病的传播。

　　b. 经水、食物等从消化道传播：如霍乱、细菌性痢疾等疾病的传播。

　　c. 与传染源直接接触而受感染的接触传播：如炭疽、钩端螺旋体病等疾病的传播。

　　d. 通过节肢动物（媒介昆虫）叮咬吸血传播：如流行性乙型脑炎、疟疾等疾病的传播。

　　e. 性传播、输血注射或母婴垂直传播：如慢性乙型肝炎、艾滋病等疾病的传播。

　　C. 人群易感性及免疫性。易感者指对某种传染病缺乏特异性免疫力的人。免疫性指人群对该病的特异性免疫力。当易感者在人群中达到一定比例，又有传染源和合适的传播途径时，则很容易引起传染病的流行。一般而言，人群对传染病普遍易感。

　　以上的 3 个基本条件是传染病发生及流行所必备的，在传染病发生及流行时，打破其中一个，即可控制其流行。

第二节　TBL：泌尿系统 TBL 教学（中山大学）

（主讲：王庭槐）

一、病例资料

（提前一周发给学生预习。）

（一）学习目标

（1）掌握肾脏泌尿功能的调节机制，包括肾内自身调节和神经 – 体液调节。

（2）掌握血浆清除率、滤过分数的概念及其应用。

（3）理解急性肾衰竭的病因、发展演变及转归的生理变化过程及其临床表现。

（4）了解急性肾衰竭的诊断、重要监护指标和临床治疗原则。

（5）根据患者的病情和经济能力，结合当前技术水平进行个体化治疗。

（二）病例描述

现病史：患者林某，男，30 岁。患者 2 小时前过马路时被左侧闯红灯疾驰而来的摩托车撞倒在地，车轮压左腿而过，顿时不能站立，左腿剧痛，出血约 500 mL。事故发生后患者神志尚清，呼叫"120"急救，我院急诊科接收入院。

查体：体温 37 ℃，脉搏 110 次/分，血压 65/40 mmHg，呼吸频率 25 次/分。患者神志尚清，表情淡漠，四肢发冷、发绀，有反常活动，腹股沟以下从近端向远端肿胀。其余体检无特殊。

诊疗记录：接诊后立即膀胱导尿 50 mL，留置导尿管；开通静脉通道，补液及输注甘露醇治疗。入院急查血钾 5.4 mmol/L。输液后外周循环改善，血压升至 110/

70 mmHg, 导尿管无尿液流出。入院 6 小时再查血钾为 8.6 mmol/L, 立即行截肢手术, 术后收入加强监护病房（intensive care unit, ICU）, 各器官持续监护。入院 72 小时, 患者排尿总量 250 mL, 呈酱油样色, 内含肌红蛋白、颗粒和细胞管型。复查血钾 6.7 mmol/L, 血尿素氮 17.5 mmol/L, 血肌酐 389 μmol/L, pH 7.19, 动脉血二氧化碳分压 30 mmHg, 诊断为急性肾衰竭, 遂使用连续性肾脏替代治疗。入院 1 周后尿量逐渐增多, 第 12 天达 3 000 mL, 复查血生化各项均已恢复正常。

二、个人练习

姓名：　　　　　　　班级：　　　　　　　分数：

（1）两肾血流量约为心输出量的（　　　　）, 肾小球滤过率约为肾血浆流量的（　　　　）, 终尿量约为原尿量的（　　　　）。

    A. 20%, 50%, 10%　　　　　　　　B. 20%, 20%, 10%

    C. 10%, 20%, 10%　　　　　　　　D. 20%, 20%, 1%

    E. 以上都不对

（2）正常尿液中几乎没有蛋白质, 原因是（　　　　）。

    A. 所有血浆蛋白分子均较大, 不能通过滤过膜上的孔

    B. 滤过膜上有带负电荷的成分, 可以排斥血浆蛋白

    C. 滤过膜上孔的大小和带负电荷的成分两个因素共同作用

    D. 肾小管内皮细胞可将滤过的蛋白质主动重吸收

    E. 滤过膜中的内皮细胞层和基底膜层有相同大小的网孔

（3）肾小球的滤过功能依赖于滤过膜两侧的压力差异, 其有效滤过压等于（　　　　）。

    A. 肾小球毛细血管血压 −（血浆胶体渗透压 − 囊内压）

    B. 肾小球毛细血管血压 + 血浆胶体渗透压 − 囊内压

    C. 肾小球毛细血管血压 −（血浆胶体渗透压 + 囊内压）

    D. 肾小球毛细血管血压 + 血浆胶体渗透压 + 囊内压

（4）肾小管滤液中的水大部分重吸收是在（　　　　）。

    A. 近端小管　　　　　　　　　　B. 髓袢降支

    C. 髓袢升支　　　　　　　　　　D. 远端小管

    E. 集合管

（5）下列同 Na^+ 重吸收无关的是（　　　　）。

    A. 血浆中 K^+ 浓度增高　　　　　　B. 肾小管 K^+ 分泌增加

    C. 肾小管 H^+ 分泌增加　　　　　　D. 醛固酮分泌增加

    E. 抗利尿激素分泌增加

（6）在近端小管 H^+ 的分泌能促进（　　　　）的重吸收, 且以（　　　　）的形式被重吸收。

    A. 葡萄糖, Na^+ − 葡萄糖同向转运

    B. HCO_3^-, CO_2

    C. Ca^{2+}, Ca^{2+}

D. HCO_3^-，HCO_3^-

E. NH_3，NH_4^+

（7）正常人摄入 K^+ 多，尿 K^+ 排出也多，其主要原因为（   ）。

A. 肾小球滤过率增加 　　　　　　B. 近端小管对 K^+ 的重吸收减少

C. 髓袢升支 K^+ 分泌增多 　　　　D. 醛固酮分泌减少

E. 远端小管和集合管分泌 K^+ 增多

（8）逆流倍增机制的原动力主要是（   ）。

A. 尿素再循环 　　　　　　　　　B. 髓袢降支主动重吸收 NaCl

C. 髓袢升支粗段主动重吸收 NaCl 　D. 远曲小管主动重吸收 NaCl

E. 集合管主动重吸收 NaCl

（9）近髓肾单位的主要功能是（   ）。

A. 重吸收 Na^+ 和 Cl^- 　　　　　B. 释放肾素

C. 分泌醛固酮 　　　　　　　　　D. 释放抗利尿激素

E. 浓缩和稀释尿液

（10）肾小球-肾小管平衡是指肾小管重吸收与肾小球滤过保持等比重吸收，若近端小管的重吸收率降低，则（   ）。

A. 肾血流量增加 　　　　　　　　B. 囊内压下降

C. 肾小管内压下降 　　　　　　　D. 肾小球滤过率减小

E. 管周毛细血管血压升高

（11）大量饮用清水能引起尿量增多，这种现象称为（   ），主要由（   ）引起。

A. 水利尿，抗利尿激素分泌减少 　B. 渗透性利尿，抗利尿激素分泌增多

C. 尿崩症，抗利尿激素分泌减少 　D. 多尿，抗利尿激素分泌减少

E. 尿失禁，抗利尿激素分泌增多

（12）家兔静脉内注入 20% 的葡萄糖 5 mL，尿量增加，其原因为（   ）。

A. 肾小球滤过率增加 　　　　　　B. 肾小管液溶质浓度增高

C. 抗利尿激素分泌减少 　　　　　D. 肾小球有效滤过压增高

（13）肾素是由（   ）分泌的。肾素分泌增加时，可引起（   ）升高。

A. 入球小动脉球旁细胞，红细胞比容　B. 入球小动脉球旁细胞，细胞外液容量

C. 肾血管内皮细胞，红细胞比容　　D. 集合管上皮细胞，细胞外液容量

E. 肾小球系膜细胞，血浆胶体渗透压

（14）下列哪项生物活性物质不是肾脏分泌的?（   ）

A. 促红细胞生成素 　　　　　　　B. 羟化的维生素 D_3

C. 前列腺素 　　　　　　　　　　D. 抗利尿激素

E. 肾素

（15）肾灌注压降低时，血管紧张素 II 在肾内通过下列哪项作用保持肾小球滤过压恒定?（   ）

A. 使入球小动脉收缩 　　　　　　B. 使入球小动脉扩张

C. 使出球小动脉收缩 　　　　　　D. 使出球小动脉扩张

E. 使出、入球小动脉均扩张

（16）前列腺素是一类具有 20 个碳原子的多不饱和脂肪酸衍生物，其对肾脏的作用为
（　　）。

A. 收缩肾血管，使肾血流量增加　　　　B. 收缩肾血管，使肾血流量减少

C. 舒张肾血管，使肾血流量增加　　　　D. 舒张肾血管，使肾血流量减少

E. 不起任何作用

（17）滤过分数是一个可以用来评估肾小球滤过功能的指标，它是指（　　）。

A. 肾小球滤过率/肾血浆流量　　　　　B. 肾血浆流量/肾血流量

C. 肾血流量/肾血浆流量　　　　　　　D. 肾小球滤过率/肾血流量

E. 肾血流量/心输出量

（18）应用（　　）能够准确测出肾小球滤过率，其值为（　　）。

A. 果糖，125 mL/min　　　　　　　　B. 对氨基马尿酸，585 mL/min

C. 菊粉，125 mL/min　　　　　　　　D. 尿素，312 mL/min

E. 肌酐，125 mL/min

（19）盆神经受损时，排尿功能障碍的表现是（　　）。

A. 尿频　　　　　　　　　　　　　　B. 多尿

C. 少尿　　　　　　　　　　　　　　D. 尿失禁

E. 尿潴留

（20）阴部神经兴奋时（　　）。

A. 尿道内括约肌收缩　　　　　　　　B. 尿道内括约肌松弛

C. 尿道外括约肌收缩　　　　　　　　D. 尿道外括约肌松弛

E. 逼尿肌收缩

三、小组练习

班级：　　　　　　　　　组号：　　　　　　　　　分数：

（1）事故发生后，急救人员进行膀胱导尿仅导出 50 mL，该尿量按患者上次排尿时间估
计是减少的。此时引起患者尿量减少的主要原因是（　　）。

A. 血浆胶体渗透压升高　　　　　　　B. 滤过膜面积减少

C. 肾小球血浆流量明显下降　　　　　D. 肾小球血浆流量明显上升

E. 滤过膜通透性下降

（2）事故发生早期机体启动一系列神经－体液调节机制，以求维持血压稳定，其中，
引起抗利尿激素分泌增多的主要因素是（　　）。

A. 血浆晶体渗透压增高　　　　　　　B. 动脉血压下降

C. 循环血量减少　　　　　　　　　　D. 血浆胶体渗透压增高

E. 心房钠尿肽分泌增多

（3）引起林某肾素分泌增加的因素不包括（　　）。

A. 动脉压降低　　　　　　　　　　　B. 肾小球滤过葡萄糖增多

C. 流过致密斑的 NaCl 量减少　　　D. 循环血量减少

E. 肾交感神经活动增强

（4）肾血流量与全身血液循环相配合主要靠（　　）来调节。

A. 自身调节　　　　　　　　　　　B. 器官血流量调节

C. 神经－体液调节　　　　　　　　D. 负反馈调节

E. 以上都不是

（5）事故发生后，有关林某体内的神经－体液调节因素的变化，以下错误的是（　　）。

A. 抗利尿激素分泌增加　　　　　　B. 肾素分泌增加

C. 心房钠尿肽分泌增加　　　　　　D. 交感神经兴奋

E. 醛固酮分泌增加

（6）接到患者后立即进行静脉补液，首先会输注生理盐水扩容，补充足量的生理盐水可以引起肾小球滤过率增加，是因为其使（　　）。

A. 肾小球毛细血管血压增高　　　　B. 囊内压下降

C. 血浆胶体渗透压增高　　　　　　D. 肾血浆流量增多

E. 囊内液胶体渗透压下降

（7）调控醛固酮的合成与分泌，下列哪个因子最不重要？（　　）

A. 肾素　　　　　　　　　　　　　B. 血管紧张素Ⅱ

C. 促肾上腺皮质激素　　　　　　　D. 血钾浓度

E. 血钠浓度

（8）下列哪项可直接促进远端小管和集合管对 Na^+ 和 Cl^- 的重吸收？（　　）

A. 血管紧张素Ⅱ　　　　　　　　　B. 抗利尿激素

C. 心房钠尿肽　　　　　　　　　　D. 醛固酮

E. 肾上腺素

（9）事故发生后数天内，下列哪项与肾脏功能状态无明显关系？（　　）

A. 血钾水平　　　　　　　　　　　B. 血浆尿素氮水平

C. 血肌酐水平　　　　　　　　　　D. 尿量

E. 血压

（10）如果经治疗病情好转，则下列哪种情况是该患者肾功能开始恢复的标志？（　　）

A. 血肌酐正常　　　　　　　　　　B. 进行性尿量增多

C. 水肿消失　　　　　　　　　　　D. 血钾降至正常

E. 尿比重上升

四、应用性练习

班级：　　　　　　　　组号：　　　　　　　　分数：

（1）事故发生后，已充分扩容，但患者尿量仍减少，体内毒素堆积，血尿素氮17.5 mmol/L，血肌酐 389 μmol/L，钾离子浓度 6.7 mmol/L，上级医生嘱咐应尽快促进排尿。假如你是管床医生，使用以下哪些治疗方案为宜？（　　）

A. 静脉注射大量去甲肾上腺素　　　B. 静脉注射甘露醇

C. 静脉注射高渗葡萄糖溶液　　　　D. 静脉输入适量生理盐水

E. 使用呋塞米（祥利尿剂）利尿

（2）假如你是实习医生，跟随上级医生接 120 急诊出车抢救患者，上级医生提醒你要密切留意，该患者很可能出现急性肾功能衰竭。患者哪些临床表现可以帮你尽早判断其发生急性肾功能衰竭？（　　　）

A. 表情淡漠　　　　　　　　　　　B. 少尿

C. pH 7.19　　　　　　　　　　　　D. 动脉血二氧化碳分压 30 mmHg

E. 血钾 5.4 mmol/L

（3）事故发生早期，经静脉补液和甘露醇治疗后，患者外周循环改善，血压升至 110/70 mmHg，但仍无尿，应当警惕（　　　）。

A. 补液量不足　　　　　　　　　　B. 急性肾小管坏死

C. 下尿道梗阻　　　　　　　　　　D. 慢性肾衰竭

E. 心功能不全

（4）患者的病情可能是瞬息万变的，正确判断患者病情所处阶段及主要影响因素，对于选择正确的治疗措施具有重要意义。有关患者的肾功能，下列哪些是正确的？（　　　）

A. 事故发生后早期为肾前性急性肾衰竭

B. 容量复苏后转为肾性急性肾衰竭

C. 使用连续性肾替代治疗后转化为肾后性急性肾衰竭

D. 若持续无尿，最终将演变为慢性肾衰竭

E. 除了泌尿功能，肾脏其他功能也将受损

（5）假设你是住院医生，事故当天刚好轮到你值夜班。值班时对该患者，你最需要警惕的是（　　　）。

A. 水中毒　　　　　　　　　　　　B. 代谢性酸中毒

C. 高钾血症　　　　　　　　　　　D. 氮质血症

E. 少尿

（6）急性肾衰竭少尿期透析的指征为（　　　）。

A. 血肌酐每日升高大于 176.8 μmol/L　　B. 血尿素氮每日升高大于 8.9 mmol/L

C. 血钾每日升高大于 0.5 mmol/L　　　　D. 无尿 2 天以上

E. 酸中毒，二氧化碳结合力 <13 mmol/L，pH <7.25

（7）根据患者的病情，经济能力和治疗意愿选择合适的处理措施，尽力挽救患者现有器官功能是医生的职责。本例患者父母及妻子在事故当天迅速赶到，该患者是独生子，已婚未育，家属要求医生无论如何要抢救患者，经济能力无须担心。你作为主管医生，考虑到患者的远期生存质量及家属的期望，欲为患者制订一套治疗方案以利于患者的康复和抚慰其家属，以下措施中你会选择（　　　）（可多选）。

A. 进一步检查，行全身 CT 和 MRI 扫描，以发现可能存在的车祸损伤，避免漏诊

B. 请康复科会诊，为患者制作义肢

C. 要求患者近亲家属与患者配型，以做好肾移植的准备

D. 联系器官移植中心为患者寻找合适的肾源，一旦出现肾衰竭，则进行肾移植

E. 请辅助生殖中心会诊，取患者精子，为其妻子行人工授精手术，以防患者突然死亡而未留下孩子

第三节　TBL：血液系统 TBL 教学（中山大学）

（主讲：王庭槐）

一、学习目标

（1）掌握心肌细胞的特性、动作电位及其形成机制。

（2）掌握心肌兴奋 – 收缩耦联机制与心脏的泵血机制。

（3）理解心脏泵血功能的评价。

（4）理解影响心输出量的因素。

（5）理解心血管系统的神经调节及体液调节。

（6）熟悉心电图波形的形成机制及意义。

（7）熟悉血管的分类，各自的生理特征及血流动力学相关内容。

（8）了解心力衰竭的定义和发病机制。

（9）了解相关心脏疾病（如冠心病、心肌梗死）的病因、发病机制、临床表现、诊断和治疗原则等。

（10）培养综合政治、经济、文化等各方面因素制定心力衰竭诊治策略的思路。

二、病例描述

主诉：反复胸闷，胸痛 5 年余，加重 1 月余。

现病史：患者黄某，女，66 岁，5 年前曾于活动后突发胸骨中下段性压榨样疼痛，向左肩部放射，持续约半分钟，休息后缓解，于当地医院诊断为心绞痛，服用硝酸甘油治疗（剂量不详），且规律服用倍他洛克（剂量不详）治疗高血压，自述效果良好，未行血压监测。日常活动轻度受限，家务劳动及工作后偶现胸闷、胸痛、呼吸困难等症状，休息后可自行缓解，之后逐渐加重，小于日常活动的活动强度（如散步 30 分钟或从事家务劳动）即可诱发上述症状，曾于半年前夜间睡觉期间自觉呼吸困难惊醒，取端坐体位休息后缓解。1 个月前无明显诱因再次出现胸骨后压榨样疼痛，持续数十分钟，且服用硝酸甘油后无法缓解，送至当地医院诊断为冠心病，2 天后送至我院做进一步治疗。患者被取端坐体位，休息状态下有轻度的气喘，呼吸困难，并于活动后或情绪激动时加重。患者神志清醒，精神可，大小便正常，食欲佳。

体格检查：血压 110/60 mmHg，心前区未见抬举性心尖冲动，未触及震颤，心界明显左移扩大，可闻及肺动脉瓣区第二心音亢进及舒张期奔马律，呼吸变快、变浅，双下肺叩诊浊音，双下肺可闻及湿性啰音。

辅助检查：生化检查示血肌酐 156 μmol/L，血钾 7.5 mmol/L，心肌酶学检查示肌酸激酶 1822 U/L、肌酸激酶同工酶 186 IU/L、乳酸脱氢酶 680 IU/L。心电图如图 8-1 所示。

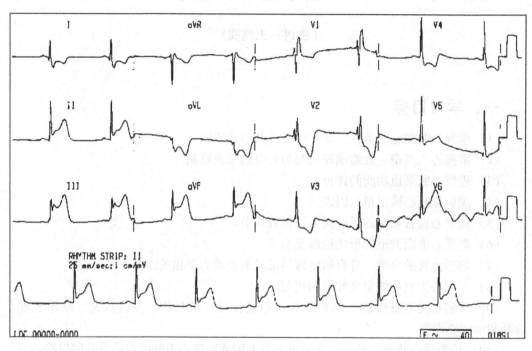

下壁导联（Ⅱ，Ⅲ，aVF）ST 段抬高，相应的前壁导联（1，aVL，V_2—V_4）ST 段压低。诊断为急性下壁心肌梗死。

图 8-1　患者心电图

第四节 TBL：内分泌系统糖尿病 TBL 教学（中山大学）

（主讲：穆攀伟）

一、病例资料

（提前 1 周发给学生预习。）

（一）学习资料

（1）掌握糖尿病的诊断标准及分型。

（2）掌握 1 型糖尿病与 2 型糖尿病的鉴别要点。

（3）掌握糖尿病的急性及慢性（大血管性、微血管性）并发症的类型。

（4）熟悉糖尿病的口服药物种类、作用机制、不良反应。

（5）熟悉胰岛素的种类、剂型。

（6）能够根据患者的病情和经济能力，结合目前的医疗技术水平做出个体化治疗方案。

（二）病例描述

患者男性，56 岁，因"反复口干、多饮、多尿 10 年，右足溃烂伴发热 2 个月"入院。

现病史：患者于 10 年前因"口干、多饮、多尿、消瘦"在当地医院查空腹血糖（15.9 mmol/L），被诊断为糖尿病，服用消渴丸、格列齐特、二甲双胍等药物，服药不规则，未监测血糖。2 个月前右足底刺伤，2 天后出现右足肿胀发红，并伴有畏寒、发热，体温最高达 39.5 ℃，在当地医院给予静脉抗感染治疗及足部清创等处理后体温反复升降，足底溃疡一直未能愈合。起病以来患者无双下肢麻木、疼痛、间歇性跛行，无视力下降、偏瘫、失语、胸痛，胃纳尚可，无恶心、呕吐。10 年来体重下降近 10 kg。否认高血压、心脏病史，无手术史。嗜烟 20 余年，1 包/天，已戒烟 5 年，无饮酒。已婚，育 2 子，妻子和儿子体健。父亲及一兄长有糖尿病史。

体格检查：体温为 38.5 ℃，脉搏为 110 次/分，血压为 130/80 mmHg，呼吸频率为 20 次/分，身高为 167 cm，体重为 70 kg。烦躁、神志稍模糊，查体尚合作，全身皮肤干燥，眼眶稍凹陷，心肺腹未查及异常，右下肢呈轻微凹陷性浮肿，右足背发红，足底可见一个直径约 3 cm 较深溃疡，表面被覆大量脓性分泌物，可闻及明显臭味，双侧足背动脉及胫后动脉搏动尚可，足部压力觉及振动觉明显减退。

实验室检查。血常规：白细胞计数 14.9×10^9/L，红细胞计数 5.1×10^{12}/L，血红蛋白浓度 128 g/L，血小板 150×10^9/L。尿常规：葡萄糖（＋＋），尿酮体（＋＋），蛋白质（－）。血生化：血清钠 136 mmol/L，血清钾 3.4 mmol/L，二氧化碳 12 mmol/L，血尿素氮 18.7mmol/L，血肌酐 130 μmol/L，尿酸 455 μmol/L，葡萄糖 21.7 mmol/L，丙

氨酸转氨酶 38 U/L，白蛋白 31 g/L，糖化血红蛋白 14.3%。

二、个人练习

姓名： 班级： 分数：

（1）该患者的糖尿病分型是什么？（ ）

    A. 1 型糖尿病   B. 2 型糖尿病

    C. 成人隐匿性自身免疫性糖尿病   D. 特殊类型糖尿病

    E. 继发性糖尿病

（2）以下证据不支持 2 型糖尿病的为（ ）。

    A. 患者年龄偏大   B. 父亲及一兄长有糖尿病史

    C. 发病时体重偏胖   D. 出现酮症酸中毒

    E. 血糖长期控制不良

（3）格列齐特属于（ ）口服降糖药。

    A. 磺脲类   B. 双胍类

    C. α-糖苷酶抑制剂类   D. 噻唑烷二酮类

    E. 二肽基酶-IV抑制剂类

（4）糖化血红蛋白反映的是多长时间的血糖控制？（ ）

    A. 2～3 天   B. 2～3 周

    C. 2～3 个月   D. 2～3 个季度

    E. 2～3 年

（5）下列哪个指标可以反映患者 2～3 周的血糖控制？（ ）

    A. 糖化血清白蛋白   B. 糖化血红蛋白

    C. 微量血糖   D. 血浆葡萄糖

    E. 口服葡萄糖耐量试验

（6）患者足底可见较深溃疡，表面被覆大量脓性分泌物，并可闻及明显臭味，应该警惕以下哪种感染？（ ）

    A. 革兰氏阳性球菌   B. 革兰氏阴性球菌

    C. 真菌   D. 厌氧菌

    E. 病毒

（7）患者出现二氧化碳降低，目前考虑下列哪种原因可能性最大？（ ）

    A. 糖尿病酮症酸中毒   B. 糖尿病乳酸性酸中毒

    C. 糖尿病并肾功能不全   D. 糖尿病并高尿酸血症

    E. 肾小管性酸中毒

（8）患者目前应该采用哪种降糖药物？（ ）

    A. 磺脲类   B. 双胍类

    C. α-糖苷酶抑制剂类   D. 噻唑烷二酮类

    E. 胰岛素

（9）患者目前最紧急的治疗措施是（　　　）。

    A. 补液   B. 胰岛素

    C. 补碱   D. 补钾

    E. 补白蛋白

（10）此时患者的胰岛素使用剂量为多大?（　　　）

    A. 0.01 U/kg 体重   B. 0.02 U/kg 体重

    C. 0.1 U/kg 体重   D. 0.2 U/kg 体重

    E. 1 U/kg 体重

三、小组练习

        姓名：   组号：   分数：

（1）肾糖阈是多少?（　　　）

    A. 60 mg/dL   B. 120 mg/dL

    C. 180 mg/dL   D. 240 mg/dL

    E. 300 mg/dL

（2）该患者出现肌酐升高，最可能的原因是（　　　）。

    A. 糖尿病肾病   B. 急性肾小球肾炎

    C. 慢性肾小球肾炎   D. 肾小管酸中毒

    E. 血容量不足

（3）要评估患者的糖尿病足属于 Wagner 分级哪一个时期，应该行以下何种检查?（　　　）

    A. 足部 X 线片   B. 足部血管彩超

    C. 足部血管造影   D. 下肢动脉彩超

    E. 下肢静脉彩超

（4）以下哪种检查可以了解胰岛素释放的第一时相?（　　　）

    A. 空腹和餐后 2 小时胰岛素水平   B. 空腹和餐后 2 小时 C 肽水平

    C. 精氨酸刺激试验   D. 高糖刺激试验

    E. 胰高血糖素刺激试验

（5）消渴丸属于哪一类型口服降糖药?（　　　）

    A. 磺脲类   B. 双胍类

    C. α – 糖苷酶抑制剂类   D. 噻唑烷二酮类

    E. 二肽基酶 – Ⅳ抑制剂类

（6）患者目前最主要的问题是什么?（　　　）

    A. 酮症酸中毒导致机体严重脱水   B. 低蛋白血症引起有效血容量不足

    C. 感染导致败血症   D. 肾功能不全

    E. 血糖控制很不理想

（7）针对该患者目前的情况，最紧要的治疗措施是什么?（　　　）

    A. 强化血糖控制   B. 大量补碱，尽快纠正酸中毒

C. 输注白蛋白以纠正低蛋白血症   D. 抗感染治疗糖尿病足

E. 大量补液纠正酮症酸中毒

（8）患者在治疗过程中最可能出现下列哪种情况？（　　　）

  A. 低钾血症   B. 脑水肿

  C. 急性心功能衰竭   D. 急性肾功能衰竭

  E. 高血糖高渗状态

（9）患者接受治疗数天后出现视力较前明显下降，原因是什么？（　　　）

  A. 胰岛素治疗后引起屈光改变   B. 血糖快速下降导致视网膜出血

  C. 感染控制不佳引起葡萄膜炎   D. 原有白内障加重

  E. 原有青光眼加重

（10）患者在治疗数天后出现视力下降，应该采取哪种措施？（　　　）

  A. 更换抗生素   B. 改变降糖方案

  C. 无须特殊处理   D. 尽快积极脱水

  E. 尽快眼科手术

（11）患者经过治疗后肌酐恢复正常，但由于患者入院时有肌酐增高，须谨慎评估是否是糖尿病肾病，结合目前情况选择哪种检查比较合适？（　　　）

  A. 肾脏穿刺   B. 多次尿常规

  C. 多次血肌酐和血尿素氮   D. 24 小时尿微量白蛋白

  E. 血浆白蛋白

四、应用性练习

姓名：　　　　　　　　　班级：　　　　　　　　　分数：

（1）患者入院后经过 3 小时的补液（4 000 mL），复查血肌酐恢复正常，但护士报告患者入院至今还是"没尿"，作为主管医生，你首先应该怎么做？（　　　）

  A. 考虑是补液不足，加快补液速度

  B. 考虑存在肾脏病变，请肾内科急会诊

  C. 考虑自然病情如此，无须特殊处理

  D. 考虑可能前列腺增生，嘱护士插尿管

  E. 床边查体检患者，特别是腹部叩诊

（2）治疗中大量补液并给患者输入 5% 碳酸氢钠 250 mL，结果患者神志先由模糊变清晰，但很快又转为模糊，应该考虑以下何种可能？（　　　）

  A. 补碱不当，产生脑水肿   B. 补液过快，产生脑水肿

  C. 补碱不够，产生脑水肿   D. 补液不足，产生脑水肿

  E. 突发脑血管意外

（3）治疗中患者心率先逐渐下降，后又逐渐增快，作为主管医生，你考虑何种可能性最大？（　　　）

  A. 补液不足导致血容量不足   B. 补液过多导致急性左心衰竭

C. 没有及时补钾导致低钾血症

D. 感染尚未控制，心率随体温变化，正常现象

E. 患者神志逐渐清晰，由于烦躁导致心率增快，正常现象

（4）经过整个下午的抢救，患者病情逐渐稳定，你是当天值夜班的医生，最需要警惕的是？（　　　）

A. 低血糖 　　　　　　　　　　B. 急性左心衰竭

C. 脑水肿 　　　　　　　　　　D. 急性肾功能衰竭

E. 败血症

（5）经过正确积极的治疗，患者酮症酸中毒治愈，足部情况有改善，分泌物减少，影像学检查提示骨髓炎，作为主管医生，你应该如何处理？（　　　）

A. 病情逐渐好转，治疗有效，继续原方案治疗

B. 加强抗感染和换药，积极治疗骨髓炎

C. 请外科会诊，手术治疗

D. 请外科或介入科会诊，进行血管重建

E. 请感染科会诊，指导抗生素使用

第五节　TBL：系统整合冠心病 TBL 教学（四川大学）

（主讲：曾静）

四川大学华西医学中心的课程体系为整合课程体系，在冠状动脉粥样硬化性心脏病、高血压教学内容中，华西医学中心曾静副教授设计了 TBL 教学资料、个人练习、小组测试与应用性练习。

一、病例资料

（一）学习目标

（1）熟悉动脉粥样硬化的发病机制和病理生理特点。

（2）掌握冠心病的临床类型，各种类型的临床表现、诊断和鉴别诊断。

（3）掌握胸痛和晕厥等常见心血管症状的鉴别诊断。

（4）能够系统全面、手法规范地完成心血管疾病的病史采集和体格检查。

（5）掌握急性冠脉综合征的治疗原则。

（6）熟悉冠心病的并发症、预后评估和二级预防。

（二）病例描述

病史：患者某某，男，71 岁，因"发现血压升高 10 年，胸痛 3 小时，加重 1 小时，伴晕厥 2 次"入院。

入院前 10 年，患者体检发现血压升高（160/80 mmHg），10 年来不规则治疗，未

予监测血压。入院前 3 小时患者无明显诱因出现胸骨中上段、胸骨后疼痛，无放射痛，无心累气促，无黑蒙晕厥，持续几分钟后缓解，未予重视，入院前 1 小时睡眠时突然觉胸骨后疼痛加重，无放射痛，伴出汗、心累气促，恶心、呕吐胃内物 1 次，救护车送入我院途中，2 次出现意识丧失，呼之不应，双眼凝视，口唇发绀，小便失禁。均给予胸外心脏按压，静推阿托品 1 mg 后患者意识改善。

吸烟 30 余年，约 20 支/日，现已戒烟 10 年。糖尿病 15 年，血糖控制方式和具体情况不详。

查体：体温为 36.0 ℃，脉搏为 67 次/分，呼吸频率为 20 次/分，血压为 103/58 mmHg。神志清楚，急性病容，皮肤巩膜无黄染，全身浅表淋巴结未扪及肿大。颈静脉无充盈。心界正常，心律齐，各瓣膜区未闻及杂音。双肺叩诊呈清音，双肺呼吸音清，未闻及干湿啰音及胸膜摩擦音。腹软，无压痛及反跳痛，腹部未触及包块，肝脏肋下未触及包块，双肾区无叩痛，双下肢不肿。

实验室检查。生化：葡萄糖 24.35 mmol/L，血钠 135.9 mmol/L，血钾 3.37 mmol/L。血常规：血红蛋白 117 g/L，白细胞计数 8.13×10^9/L，中性分叶核粒细胞百分率 82.1%。心肌标志物：肌红蛋白 41.40 ng/mL，肌酸激酶同工酶 8.47 ng/mL，肌钙蛋白 -T 20.5 ng/L。心电图如图 8-2 所示。

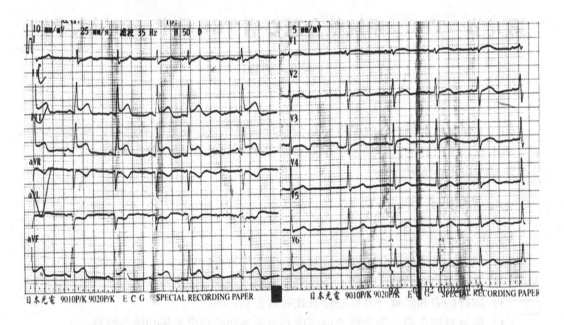

图 8-2　患者心电图

二、个人练习

姓名： 班级： 分数：

（1）关于动脉粥样硬化的发病机制，目前被多数学者支持的是（ ）。

　　A. 脂质浸润学说　　　　　　　　　　B. 血小板聚集和血栓形成学说

　　C. 平滑肌细胞克隆学说　　　　　　　D. 内皮损伤－反应学说

　　E. 微生物感染学说

（2）下列哪项不是冠心病的发病危险因素？（ ）

　　A. 高血压　　　　　　　　　　　　　B. 吸烟

　　C. 代谢综合征　　　　　　　　　　　D. 总胆固醇增高

　　E. 高密度脂蛋白增高

（3）关于急性冠脉综合征，下列哪项说法正确？（ ）

　　A. 与血管内血栓形成无关

　　B. 非 ST 段抬高型和 ST 段抬高型急性冠脉综合征病理生理机制彼此不同，是两种
　　　　独立的疾病

　　C. 是冠心病的五大临床类型之一

　　D. 包括不稳定型心绞痛

　　E. 以 ST 段抬高型为主

（4）诊断冠心病最可靠的方法是（ ）。

　　A. 心电图　　　　　　　　　　　　　B. 动态心电图监测

　　C. 运动平板　　　　　　　　　　　　D. 放射性核素

　　E. 冠状动脉造影

（5）下列哪项不是心绞痛型冠心病胸痛的特点？（ ）

　　A. 部位在胸骨体上段或中段之后

　　B. 性质为压迫发闷或紧缩感

　　C. 常由体力劳动或情绪激动所激发

　　D. 疼痛多持续半小时以上

　　E. 舌下含服硝酸甘油有效

（6）心绞痛发作中，疼痛发生机制据推测最可能是（ ）。

　　A. 电生理改变　　　　　　　　　　　B. 冠状动脉血管痉挛所致

　　C. 心肌收缩功能障碍　　　　　　　　D. 多肽类刺激心脏内传入神经末梢

　　E. 心肌舒张功能障碍

（7）心肌梗死时最常见受累的冠状动脉是（ ）。

　　A. 左冠状动脉回旋支

　　B. 右冠状动脉

　　C. 左冠状动脉前降支

　　D. 左冠状动脉回旋支加左冠状动脉前降支

　　E. 左冠状动脉主干

（8）鉴别心肌梗死和心绞痛最为重要的一项是（　　　）。

    A. 胸痛性质　　　　　　　　　　　B. 胸痛持续时限

    C. 发作时 ST 段变化　　　　　　　D. 含化硝酸甘油的效果

    E. 心肌标志物是否增高

（9）关于急性心肌梗死，下列提法有误的是（　　　）。

    A. ST 段抬高心肌梗死的闭塞性血栓是白血栓、红血栓的混合物

    B. ST 段抬高心肌梗死发生后数小时内冠状动脉造影可提示未见冠状动脉狭窄

    C. 左前降支闭塞最为多见，同左室高侧壁梗死有关，可以累及房室结

    D. 右冠状动脉闭塞可引起左室肺底、下壁梗死

    E. 右心室梗死较为少见

（10）心肌坏死标志物升高在急性心肌梗死中哪项出现最早？（　　　）

    A. 肌酸激酶同工酶　　　　　　　　B. 肌钙蛋白

    C. 肌红蛋白　　　　　　　　　　　D. 乳酸脱氢酶

    E. 天冬氨酸转氨酶

（11）急性前间壁心肌梗死的病理性 Q 波见于（　　　）。

    A. Ⅱ、Ⅲ、aVF 导联　　　　　　B. V_1—V_3 导联

    C. V_1—V_5 导联　　　　　　　　D. V_5、V_6，Ⅰ，aVL 导联

    E. V_7—V_9 导联

（12）急性心肌梗死早期应用 β 受体阻滞剂不适于以下何项？（　　　）

    A. 反射性心动过速　　　　　　　　B. 反射性收缩期高血压

    C. 动脉血压 < 13.3 kPa（100 mmHg）的窦性心动过缓

    D. 非 ST 段抬高心肌梗死　　　　　E. 血清酶再次升高

（13）心肌梗死最常见的并发症是（　　　）。

    A. 乳头肌功能失调　　　　　　　　B. 心室游离壁破裂

    C. 室间隔穿孔　　　　　　　　　　D. 心室壁瘤

    E. 肺动脉栓塞

（14）下列药物哪项不属于抗血小板药物？（　　　）

    A. 阿司匹林　　　　　　　　　　　B. 低分子肝素

    C. 氯吡格雷　　　　　　　　　　　D. 双嘧达莫

    E. 替罗非班

（15）下列哪一种药物最常应用于治疗冠心病变异型心绞痛发作？（　　　）

    A. 硝酸酯类　　　　　　　　　　　B. β 受体阻滞剂

    C. 钙通道阻滞剂　　　　　　　　　D. 血管紧张素转化酶抑制剂类

    E. 胺碘酮

（16）急性心肌梗死伴发心源性休克的最主要原因是（　　　）。

    A. 血压的急剧下降　　　　　　　　B. 心输出量急剧下降

    C. 神经反射引起的周围血管扩张　　D. 血容量不足

    E. 左室舒张功能障碍，肺毛细血管压力明显增高

（17）下列关于心肌梗死后室性心律失常的处理，正确的是（　　　　）。

    A. 可以使用选择性 β 受体阻滞剂

    B. 不应该预防性使用利多卡因

    C. 单型室性期前收缩不处理

    D. 对血流动力学不稳定的室速积极静注利多卡因治疗

    E. 发现心室颤动须立即采用非同步直流电除颤治疗

（18）下列关于心肌梗死后缓慢性心律失常的处理，正确的是（　　　　）。

    A. 心室率 52 次/分的窦性心动过缓可暂不处理

    B. 血压不稳定的窦性心动过缓可静注小剂量阿托品

    C. 静脉注射异丙肾上腺素

    D. 心电图提示Ⅱ度 2 型阻滞且 QRS 增宽安置临时起搏器

    E. Ⅲ度房室传导阻滞血压不稳定可采用同步直流电复律

（19）下列关于心肌梗死后抗心源性休克的治疗措施，不合理的是（　　　　）。

    A. 根据血流动力学结果控制输入液量

    B. 在中心静脉较低时积极使用多巴胺升高血压

    C. 四肢厥冷明显发绀时积极使用硝普钠抗休克

    D. 纠正酸中毒和电解质紊乱

    E. 主动脉内球囊反搏治疗

（20）下列关于心肌梗死治疗的说法，正确的是（　　　　）。

    A. 再灌注治疗是 ST 段抬高心肌梗死治疗最为核心的措施

    B. 血流动力学稳定的 80 岁下壁 ST 段抬高心肌梗死患者积极采取溶栓治疗

    C. 发病 3 小时的 68 岁非 ST 段抬高心肌梗死患者宜优先考虑溶栓治疗

    D. 发病 6 小时的 78 岁 ST 段抬高心肌梗死患者宜优先考虑溶栓治疗

    E. 有可疑主动脉夹层的 ST 段抬高心肌梗死患者应优先考虑溶栓治疗

三、小组练习

       姓名：　　　　　　　　班级：　　　　　　　　分数：

刮开涂刮卡上相应位置的锡条，若见到☆号，则表示选择正确，否则为错误。

若刮开 1 次即答对，得 5 分；刮开 2 次答对，得 3 分；刮开 3 次答对，得 2 分；刮开 4 次答对，得 1 分；全刮开，则不能得分。

（第 1～4 题共用题干）

男性患者，58 岁，半月前开始出现活动耐量降低，快步行走或爬坡后感觉胸部闷压不适，为胸骨中上段压迫感和紧缩感，停步休息 10 分钟左右缓解。既往有哮喘病史 30 年，否认高血压、糖尿病病史。查体：心率 86 次/分，血压 150/ 88 mmHg，心界不大，心脏未闻及杂音，双肺无干湿啰音，双下肢不肿。

（1）以下概念中，与"稳定性心绞痛"等价的概念是（　　　　）。

    A. 劳力性心绞痛　　　　　　　　B. 初发型劳力性心绞痛

  C. 稳定型劳力性心绞痛   D. 恶化型劳力性心绞痛

  E. 自发性心绞痛

（2）该患者的诊断应该是（ ）。

  A. 稳定型心绞痛   B. 不稳定型心绞痛

  C. 劳力性心绞痛   D. 变异型心绞痛

  E. 梗死后心绞痛

（3）要评估该患者发生心血管事件的危险程度，最准确的方法是（ ）。

  A. CT 冠状动脉造影三维重建成像

  B. 负荷心肌核素显像

  C. 经皮腔内冠状动脉造影

  D. 24 小时动态心电图

  E. 心肌酶学

（4）下列哪项药物不适合用于控制患者的症状（ ）。

  A. 硝酸异山梨酯

  B. 单硝酸异山梨酯

  C. 非选择性 β 受体阻滞剂

  D. 非二氢吡啶类钙通道阻滞剂

  E. 二氢吡啶类钙通道阻滞剂

（第 5～7 题共用题干）

  男性患者，78 岁，高血压、糖尿病 20 年，发现肾功能不全 8 年，5 年前因胸痛诊断"冠心病前壁心肌梗死"，未正规服药治疗，间断胸痛发作，硝酸甘油有效。6 小时前突发胸部梗塞感，症状时重时轻，活动后有明显的呼吸困难，症状持续不缓解来院。查体：心率 136 次/分，血压 120/76 mmHg，心界向左下扩大，心律不齐，第一心音强弱不等，脉搏短促，心尖区 3/6 级收缩期杂音，双肺闻及少许湿啰音，双下肢不肿。肌钙蛋白 T 及肌酸激酶同工酶显著升高。

（5）患者心电图检查后最可能提示的心律是（ ）。

  A. 窦性心律，房性期前收缩 B. 窦性心律，室性期前收缩

  C. 心房颤动   D. 交界区心律

  E. 室性心动过速

（6）患者心电图除上述异常外，未见明显的 ST 段抬高或降低，患者的主要诊断应该是（ ）。

  A. 急性非 ST 段抬高心肌梗死 B. 不稳定型心绞痛

  C. 急性 ST 段抬高心肌梗死   D. 高血压心脏病

  E. 糖尿病心肌病

（7）下列治疗方法中，不正确的是（ ）。

  A. 双联抗血小板治疗

  B. 静脉溶栓治疗

  C. 给予肝素或低分子肝素抗凝

D. 口服或静脉使用硝酸酯类药物

E. 尽早使用 β 受体阻滞剂及血管紧张素转化酶抑制剂/血管紧张素受体阻滞药

（第 8～9 题共用题干）

男性患者，44 岁，8 小时前突发胸骨后压榨样疼痛并随之晕倒，约 10 秒后清醒，醒后感胸痛难以忍受，持续不缓解，在当地医院急诊科心电图检查提示"Ⅱ、Ⅲ、aVF 导联 ST 段抬高，最高 0.5 mV 伴Ⅲ度房室传导阻滞"，为求进一步治疗送入我院，来时患者胸痛仍未缓解，梗塞感。查体：心率 44 次/分，血压 90/60 mmHg，皮肤湿冷，双肺无干湿啰音。

（8）该患者病变部位考虑为（　　）。

    A. 左室前壁　　　　　　　　　　B. 左室侧壁

    C. 左室后壁　　　　　　　　　　D. 左室下壁

    E. 右室

（9）对于该患者而言，最重要的治疗措施是（　　）。

    A. 安置临时起搏器提高心率　　　B. 静脉微泵泵入异丙肾上腺素提高心率

    C. 静脉微泵泵入肝素抗凝治疗　　D. 冠状动脉再灌注治疗

    E. 口服阿司匹林＋氯吡格雷抗血小板治疗

（第 10～12 题共用题干）

王先生，78 岁，1 小时前在与家人争吵后出现上腹部痛，濒死感，大汗，恶心，呕吐 2 次。呼救后由"120"送入我院急诊室，血压 76/52 mmHg，心率大于 50 次/分。立即心电图如图 8-3 所示，查肌钙蛋白定性为阴性。

（10）目前王先生的疾病诊断考虑为（　　）。

    A. 急性下壁 ST 段抬高心肌梗死　　B. 急性高侧壁非 ST 段抬高心肌梗死

    C. 急性心肺压塞　　　　　　　　　D. 急性前壁非 ST 段抬高心肌梗死

    E. 急性胰腺炎

（11）根据王先生的病情，下列哪种处理策略最恰当？（　　）

    A. 含化硝酸甘油，缓解腹痛

    B. 复查肌钙蛋白，一旦升高，立即行冠脉介入治疗

    C. 立即使用多巴酚丁胺，升高血压，随后行冠脉介入治疗

    D. 立即静脉使用溶栓药物，开通闭塞冠状动脉

    E. 积极输液，升高血压，随后行冠脉介入治疗

（12）王先生血压下降最可能的原因是（　　）。

    A. 急性心肌梗死合并左心衰竭　　　B. 急性心肌梗死伴泵衰竭

    C. 急性心肌梗死伴心包填塞　　　　D. 合并急性右心室梗死

    E. 急性心肌梗死合并室间隔破裂

（13）对于王先生入院时的情况，下列哪个药物必须慎用？（　　）

    A. 吗啡　　　　　　　　　　　　　B. 多巴胺

    C. 呋塞米　　　　　　　　　　　　D. 肝素

    E. 阿托伐他汀

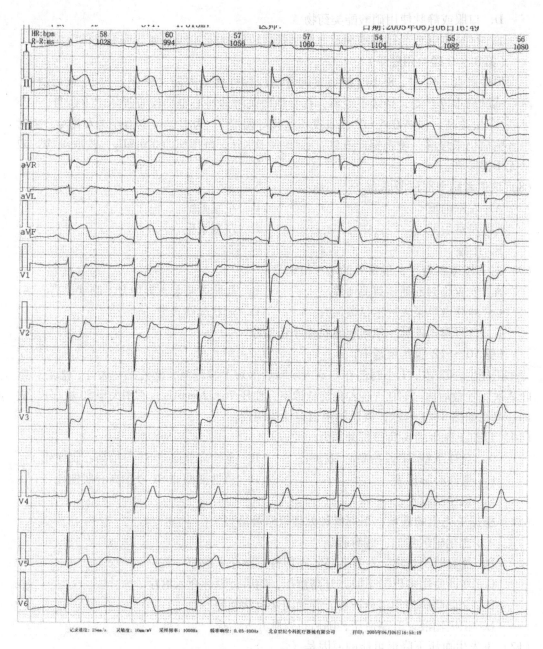

图 8-3　患者心电图

（第 14 ～ 15 题共用题干）

男性患者，39 岁，突发胸痛 4 小时，伴呼吸困难，并晕厥 1 次。既往有高血压病史 1 年。查体：血压 80/50 mmHg，呼吸频率 24 次/分，心界不大，心率 110 次/分，双肺底部可闻及湿啰音，双下肢无水肿。心电图提示：窦性心律，110 次/分，Ⅰ、aVL 导联 ST 段抬高 0.01 mV，V_1—V_6 导联 ST 段抬高 0.2 ～ 0.5 mV。

（14）为改善患者的预后，最重要的治疗是（　　）。

    A. 安置主动脉内气囊反搏

    B. 静脉使用多巴胺

    C. 静脉溶栓

    D. 待心肌酶及肌钙蛋白结果出来后再决定

    E. 急诊冠脉介入治疗

（15）患者经上述治疗后血压回升至 100/60 mmHg，但出现了心率加快，心电图提示为心房颤动，心室率 150 次/分，当前首选治疗是（　　）。

    A. 静脉使用胺碘酮   B. 静脉使用西地兰

    C. 静脉使用利多卡因   D. 静脉使用腺苷

    E. 静脉使用普罗帕酮

四、应用性练习

姓名：　　　　　　　班级：　　　　　　　分数：

（请选择你认为的最佳答案。）

（1）请选择适合本患者的最恰当的降压治疗（　　）。

    A. 血管紧张素转化酶抑制剂 + 血管紧张素受体阻滞药

    B. α 受体阻滞剂 + β 受体阻滞剂

    C. 钙通道阻滞剂 + 利尿剂

    D. 血管紧张素受体阻滞药 + 钙通道阻滞剂

    E. β 受体阻滞剂 + 利尿剂

（2）此刻对于该患者，最有价值的检查是（　　）。

    A. 肌钙蛋白 T 及肌酸激酶同工酶   B. CT 冠状动脉造影

    C. 胸部血管增强 CT 及三维重建   D. 心电图

    E. 心脏彩超

（3）该患者现在除了高血压、糖尿病诊断外还应为（　　）。

    A. 冠心病，急性侧壁 ST 段抬高心肌梗死

    B. 冠心病，急性前壁 ST 段抬高心肌梗死

    C. 冠心病，急性前间壁 ST 段抬高心肌梗死

    D. 冠心病，急性非 ST 段抬高心肌梗死

    E. 冠心病，急性下壁 ST 段抬高心肌梗死

（4）该患者反复晕厥最可能的原因是（　　）。

    A. 心律失常   B. 短暂性脑缺血发作

    C. 脑梗死   D. 直立性低血压

    E. 心源性休克

（5）该患者急性期预防再次晕厥最好的治疗是（　　）。

    A. 安置临时起搏器   B. 安置永久起搏器

C. 使用倍他乐克　　　　　D. 使用胺碘酮

E. 使用西地兰

（6）在明确诊断后，最重要的治疗应该是（　　）。

A. 再灌注治疗　　　　　　B. 吗啡 3 mg 静脉推注镇痛

C. 控制血糖　　　　　　　D. 控制血压

E. 调整血脂水平，控制低密度脂蛋白胆固醇

（7）患者入院后胸痛加重复发，病理性 Q 波除上述心电图改变外还累及 V_1—V_5 导联，咳粉红色泡沫痰，端坐呼吸，查体：呼吸频率 35 次/分，血压 180/100 mmHg，肺部满布湿啰音，心率 130 次/分，考虑原因是（　　）。

A. 急性右心衰竭　　　　　B. 急性左心衰竭

C. 全心衰　　　　　　　　D. 肺部感染

E. 急性哮喘

（8）出现上题情况时，下列治疗方案中最不合理的是（　　）。

A. 利尿治疗　　　　　　　B. 非洋地黄强心剂治疗

C. 戒酒　　　　　　　　　D. 口服血管紧张素转化酶抑制剂

E. 口服酒石酸美托洛尔片

（9）患者经上述治疗后病情暂时稳定，上述病情结合哪项指标最适合溶栓治疗（　　）。

A. 心肌标志物显著升高，胸部 CT 怀疑主动脉夹层

B. 心肌酶学正常，胸部 CT 排除主动脉夹层，就诊至球囊扩张时间 120 分钟

C. 心肌标志物显著升高，胸部 CT 排除主动脉夹层，近 2 周黑便史

D. 心肌酶学正常，胸部 CT 排除主动脉夹层，1 年前脑卒中病史

E. 心肌标志物显著升高，胸部 CT 排除主动脉夹层，有良好介入治疗条件

（10）经过上述治疗后患者短时生命体征平稳，但 5 小时后出现进行性呼吸困难。查体：血压 60/40 mmHg，颈静脉怒张，双肺无干湿啰音，心尖搏动未扪及，心音遥远低钝，心率 146 次/分，律齐，未及确切杂音，考虑患者发生（　　）。

A. 急性肺水肿　　　　　　B. 再梗死

C. 扩张型心肌病　　　　　D. 心源性休克

E. 急性心包填塞

（11）经积极抢救治疗 2 周，患者病情稳定拟出院，针对心力衰竭须长期使用药物，为降低猝死率及改善预后，在前述治疗的基础上，应该加用的药物是（　　）。

A. 利尿剂　　　　　　　　B. 强心剂

C. 戒酒　　　　　　　　　D. 血管紧张素转化酶抑制剂

E. β 受体阻滞剂

（12）患者出院后长期药物治疗，并坚持心脏门诊随访，其治疗方案不包括（　　）。

A. 控制血压血糖　　　　　B. β 受体阻滞剂

C. 他汀类　　　　　　　　D. 阿司匹林

E. 戒酒

第四编　我国医学教育教学方法的反思与分享

第九章　医学教育教学研究方法与医学学习方法

医学教育教学是一项既涉及自然科学、人文科学和医学科学，又涉及政治、经济、社会和文化的工作，这就决定了医学教育不仅具有研究范围和对象的广泛性，而且具有研究方法的多样性，因此，专家对医学教育研究分类方法的意见也不尽一致。一般认为，医学教育教学研究是以发现问题、提出问题为起点，以解决问题并提出新的问题为终点的一个理性的探究过程，其研究对象是医学教育教学问题。医学教育教学问题是错综复杂的，对这些问题可以从不同的角度、应用不同的方法进行研究。由于研究的角度、层次和方法，以及涉及的问题不同，就形成了不同的医学教育教学研究类型。

第一节　医学教育教学研究方法

经常采用的医学教育教学研究方法分类有3种。

一、根据研究的性质分类

根据研究的性质，医学教育教学研究方法可以分为基础研究和应用研究。

（一）基础研究

基础研究也称为理论研究，是为了揭示医学教育活动本身的固有原理、原则和普遍规律。这类研究旨在认识世界，增加科学知识，是为了满足人们求知的需要，不是强调研究成果近期的实际应用，更注重研究成果的长远效益。例如，在实验室条件下进行医学生学习的实验研究，研究通过图形、视频及语言等不同方式呈现某一学习材料时，会产生什么不同的结果，以分析影响学生学习的因素，其目的是增加人们关于医学生学习影响因素方面的知识，而不是解决具体的问题，属于基础研究。

（二）应用研究

应用研究则是为了解决医学教育中具体的、现实的问题，具有很强的针对性。它是将基础研究中所获得的原理、原则或揭示的规律应用于教育实践活动，以指导或改进教育实践活动，提高教育实践活动的有效性和合理性。例如，对某校学生进行调查，了解采用新的教学方法后学生的学习体验、意见和建议，其研究结果可用于改进教学方法，属于应用研究。

二、根据研究的方法分类

根据研究所采取的一般方法，医学教育教学研究方法可以分为定量研究和定性研究。

（一）定量研究

定量研究是指确定事物某方面量的规定性的科学研究，是将问题与现象用数量来表示，进而去分析、考验、解释，从而获得意义的研究方法和过程。定量研究通过对研究对象的特征按某种标准量的比较来测定对象特征数值，或求出某些因素间的量的变化规律。定量研究比较注重研究设计，主要方法有调查法、相关法和实验法。

（二）定性研究

定性研究是根据社会现象或事物所具有的属性和在运动中的矛盾变化，从事物的内在规定性来研究事物的方法或角度。进行定性研究要依据一定的理论与经验，直接抓住事物特征的主要方面，将同质性在数量上的差异暂时略去。它以普遍承认的公理、一套演绎逻辑和大量的历史事实为分析基础，从事物的矛盾性出发，描述、阐释所研究的事物。定性研究主要有思辨研究和质性研究。

定量研究与定性研究在研究目标、对象及方法上都存在着明显的区别。在研究目标上，定量研究重视预测控制，而定性研究重视对意义的理解。在研究对象上，定量研究强调事实的客观实在性，而定性研究强调对象的主观意向性。在研究方法上，定量研究注重经验证实，而定性研究注重解释建构；定量研究主要运用经验测量、统计分析和建立模型等方法，定性研究则主要运用逻辑推理、历史比较等方法。在结论表述形式上，定量研究主要以数据、模式图形等来表达，定性研究结论多以文字描述为主。

用定量研究方法来研究教育的局限性表现在：教育活动是一种复杂的人文现象，以自然科学的态度来对待教育，以自然科学所特有的方法来研究教育活动，使对教育活动的描述达到数学化和精确化，很容易造成曲解，很难揭示教育现象的独特性和本质性。定性研究方法有利于从整体上把握教育活动，也有利于对教育现象做比较全面和正确的认识。但是，定性研究对研究者的要求过高，且需要投入的时间和资金较多，而且定性研究也存在主观性。

定量研究和定性研究都有各自的优势与局限性，单独运用其中 1 种方法是无法解释和回答所有的问题的。因此，在医学教育研究中，应将 2 种方法结合起来，取长补短，才能更全面地满足医学教育科研的需要。

三、根据研究的目的分类

根据研究的目的，医学教育教学研究方法可以分为描述研究、分析研究和规范研究。

（一）描述研究

描述研究是对事实进行描述，通过研究者的观察，把观察到的事物或现象描述出来。它解决的是"谁""什么时候""在哪里""做什么""做了多少"等问题。例如，要探讨某医院医学生在病房实习的典型生活是怎样的，我们就可以选择该医院的几名典型的实习医生，对他们在病房实习的情况进行 1 年的考察，与学生和带教教师进行面谈，记录实习生在病房实习的情况，在此基础上对这些实习生的病房实习生活进行描述和解释。

（二）分析研究

分析研究是在描述研究的基础上，在清楚描述现象和事件后，深入探讨现象和事件背后的关系和规律。它解决的是"为什么""怎么样"的问题。例如，要研究 PBL 教学对医学生学习成绩的影响，我们可以随机选择 2 组学生，一组采用 PBL，另一组采用传统教学法，并使这 2 组学生在其他方面的条件尽可能相似，经过一段时间的教学后，比较 2 组学生的学习成绩，然后分析 PBL 教学对学生学习成绩的影响。

（三）规范研究

规范研究是在描述研究和分析研究的基础上，对问题和情况进行全面了解和诊断分析之后，提出解决方案。它解决的是"怎么办"的问题。例如，对学生学习激励机制、教师专业发展模式改革等问题的规范研究，就是需要研究者提出 1 个合理的方案。

第二节　医学学习方法

同医学教育教学研究方法一样，医学学习方法也具有多样性。临床医学生建立学习方法需要知晓专业学习的特点、了解不同学习方法的要求，以及认识自己的学习特点，从而建构起比较有效的学习方法。经常采用的医学学习方法如下。

一、医学知识的记忆方法

医学生要求必须是理科生，然而一直以来医学被戏称为"一门记忆的学问"，医学知识繁杂，需要记忆的内容量巨大。因此，掌握科学的记忆方法对于医学学习起着至关重要的作用，只有将知识记牢固，才能在整个学习阶段灵活运用这些知识进行推理、分析、理解并解决相关临床问题。科学记忆方法的使用，通常需要遵循三项基本原则：①组织化原则，根据特定的主题或情节组织知识结构，辅助记忆；②表征化原则，即借助形象直观、容易记住的表象进行记忆；③联想化原则，通过联想，把需要记忆的内容与已学知识、熟悉的事物等相联系，以加强记忆。基于这些原则衍生出概括归纳、口诀记忆、编码记忆、图像记忆、情景记忆、联系记忆等多种记忆方法。

（一）概括归纳法

概括归纳法即对学习材料按不同属性进行提炼、概括、归纳，然后抓住关键，分门别类地记住相关知识的记忆方法。例如，甲状腺激素的作用可概括为"一生长、二代谢、三系统"。"一生长"指维持生长发育必不可少，"二代谢"是指对物质（糖、蛋白质、脂肪）代谢的影响和对能量代谢的影响（甲状腺激素的生热效应），"三系统"指影响神经系统（提高神经系统的兴奋性，甲亢患者常出现烦躁不安、喜怒无常、失眠多梦）、循环系统（心肌收缩力增强、心率加快、心输出量增加）、消化系统（促进食欲，可能与物质氧化消耗代谢加强有关）。再如，疾病治疗方案可总结为：①一般治疗（包括注意休息、低盐低脂饮食等）；②对因治疗（如对感染性疾病进行抗感染等）；③对症治疗（如退热、止痛、祛痰等）；④手术治疗；等等。

（二）口诀记忆法

口诀记忆法是将零碎枯燥、烦琐难记的名词或长篇累牍的内容化为简短精练、节奏鲜明、朗朗上口的口诀式内容，再进行背诵和记忆。例如，胸骨形态的记忆口诀可以编成"胸骨形似一把剑，上柄中体下刀尖；柄体交界胸骨角，平对二肋是特点"；"七步洗手法"记忆口诀为"内外夹攻大力丸"。

（三）编码记忆法

对于一些复杂过程或重要关系，如果能抓住其中的联系，加以编码表示，记忆效果极佳。例如，与 Na^+ 泵相关的 3 种物质（ATP、K^+、Na^+）的数目记忆容易混乱，可采用的编码记录为"1A、2K、3N"，表示 Na^+ 泵作用过程是消耗 1 个分子的 ATP、泵入 2 个 K^+、泵出 3 个 Na^+，还能将这个编码过程表述为"Na^+ 泵 123"。

（四）图像记忆法

图像记忆法是指通过绘制简图、漫画或识记图片等方式增强对知识的记忆，尤其是绘画，能充分发挥眼、手、脑的综合直观感觉作用，容易建立起牢固的实物形象。例如，网络盛传的手绘医学漫画笔记的作者就是医学生，该作者平时遇到合适的漫画形象，就会考虑与医学知识相联系，然后画出，这样既可以帮助记忆，还可拓展自身的创造性思维。

（五）情景记忆法

情景记忆法是指以感知过的情景为基础进行知识记忆。例如，在记忆"交感神经和副交感神经的功能"时可以想象"战争场景"：战士在战争时，交感神经高度兴奋，会紧张、热血沸腾、怒发冲冠（心率增快、心肌收缩力增强、瞳孔扩大、支气管平滑肌舒张、皮肤竖毛肌收缩、汗腺分泌、肾上腺髓质分泌、血糖升高）；把有限的血液调到运动器官，以保持强有力的运动体魄（内脏、皮肤、唾液腺、外生殖器血管收缩，肌肉血管舒张）；不能考虑进食、排便（胃肠运动受抑制、消化道括约肌收缩、膀胱逼尿肌舒张、尿道内括约肌收缩）；女兵腹有胎儿也无法顾及（有孕子宫收缩，无孕子宫舒张）。交感神经、副交感神经的功能相辅相成，记住交感神经的功能，副交感神经的功能就能推测理解了。

（六）拟人记忆法

拟人记忆法可以使知识形象化。例如，直肠的形态可以记忆为"驼背屈膝""名不符实"，因为直肠实际并"不直"，在矢状面上有两个弯曲，"驼背"凸向后，为骶曲，"屈膝"凸向前，比作会阴曲；胰的位置和脾毗邻，拟人成"胰腺是个懒汉，整天横躺着睡大觉，十二指肠抱着'头'，胃作屏风，'脚'还翘在脾门上"。

（七）比喻记忆法

采用比喻可以使抽象的概念具体化。例如，肾的三层被膜由外向内分别为肾筋膜、肾脂肪囊、纤维膜，可比喻成人穿的"外衣""毛衣""内衣"；可把输尿管比喻成一条"小溪"，子宫动脉是小溪上的一座"小木桥"，"溪水常从桥下流"，就能牢固记住输尿管和子宫动脉的位置关系。临床上还有一些通俗易懂的形象比喻，如槟榔肝、扑翼样震颤、冠状动脉"搭桥"术等。

（八）联想记忆法

当一种事物和另一种事物相似或相反时，在理解时就可将两者进行联想对比记忆。例如，心脏的左、右房室口周围分别有二尖瓣和三尖瓣，就可联想到左肺有二叶，右肺有三叶的"左二右三"规律。此外，先天性心脏病的 X 线片表现，在 4 种先天性心脏病中，房间隔缺损、室间隔缺损和动脉导管未闭三者表现一致，而法洛四联症表现正好相反，所以记住其一即可。

二、临床学习的 3 种途径

（一）活动性学习

活动性学习是通过学习主体与客体（患者和仪器设备）的相互作用，通过医学实践活动而实现医学思维的知识经验增长，是一种以动觉为主的学习。学习者以现有的知识经验为基础，带有一定的目的和对外界的预期，对现实的事物（客体）展开实际的观察、操作和实验等，直接获得关于客体的信息，同时在头脑中不断进行分析、判断推理、概括等，并对自己的活动过程和结果进行抽象反思，从而建构起关于客体活动的知识经验。这是个体经验获得的最原本、最直接的途径。例如，在患者身上抽血或静脉注射，血管的情况因人而异，如何寻找血管、如何进针，是需要经过不断观察与操练才能驾轻就熟。

（二）观察性学习

观察性学习是学习主体通过对其他人与客体的相互作用（即见习活动）过程的观察而实现知识经验增长，是一种以视觉为主的学习。个体不仅可以从自己的活动中获得知识经验，而且可以通过对他人的活动过程及其结果的观察和分析，来丰富或改造自己的经验。观察性学习不仅可以是社会规范（如法律与伦理）的获得，也可以是一般知识经验的形成。观察性学习不仅是对具体行为的简单模仿，还可以从他人的行为中获得一定的行为规则和原理。实际上，观察并不是信息的单向接受、保持及复制与再现来解释学习的过程，而是以自己的经验为基础去理解被观察者的行为，不同的观察者会从这一过程中获得不同的信息，形成不同的理解。

例如，3个人观察一个高明的急诊医师抢救休克患者的过程，其中一个人学到的可能是抢救技术，另一个可能在思考如何防止休克的病情发展，而第三个人（临床心理学家）可能从他的表现中分析抢救者的伦理心理。

（三）符号性学习

符号性学习是一种以听课方式为主的学习。它不仅是指对符号本身的学习，更是指主体在通过语言符号与他人进行交流的过程中实现的知识经验增长，是一种以听觉为主的学习。

个体通过语言（口头或书面）符号与别人进行交流，在此过程中来理解其他人通过各种途径建构起来的知识经验，其中包括人类世代积累下来的文化、知识体系。这可以是学习一种临床诊治操作方法或对某种现象的解释，也可以是学习一条规范（如职业道德）。这是人类特有的、高级的学习活动。人类文化之所以得以继承和发扬光大，主要依赖于符号性学习。例如，医学进展学术讲座能使学员系统地了解某一专业领域的前沿知识，是"踏在巨人肩膀上"的一种学习形式。

3种学习的不同之处：活动性学习作为知识经验最直接、最自然的来源，它具有内部动机突出、具体和自我监控程度高的优越性，而这三点对于符号性学习来说是薄弱之处，但符号性学习的概括性、系统性、高效性是其优势。观察性学习介于活动性学习和符号性学习之间，它与活动性学习都具有具体经验的性质，同时它与符号性学习都属于间接经验。

在具体的学习方法上，以上3种学习是有机结合在一起的，但可以其中某种学习作为主线。总体而言，传统教学模式下学生的学习是以符号性学习为主线的学习，而如何将它与活动性学习和观察性学习结合起来，从而发挥它们的综合优势，提高知识建构的效果，是学习方法研究的一个课题。

临床学习属于临床理论与实践结合的项目学习。项目学习，即学习者围绕某一个具体的学习项目，充分选择和利用最优化的学习资源，在实践体验、内化吸收、探索创新中获得较为完整而具体的知识，形成专门的技能并获得发展的学习。项目学习产生于20世纪八九十年代的西方一些发达国家，并逐步发展成为信息时代一种重要的学习方式，它有深厚的历史背景和现实意义，其特点是：①学习情境真实而具体；②学习内容综合而开放；③学习途径多样而协同；④学习手段数字化暨网络化；⑤学习收获多方面且富有个性。

第十章　医学教育教学方法改革师生谈

教学改革是高校永恒的话题，教学改革的最终目标是提高教学质量。影响教学质量的因素很多，本章主要围绕教学过程中与教学方法相关的教学模式、教学策略两大因素展开论述。

第一节　教学方法、教学模式与教学策略

一、教学方法

教学方法是为了完成一定的教学任务，师生在共同活动中采用的手段，既包括教师教的方法，也包括学生学的方法，是教的方法和学的方法的统一。教学方法分为3个层次：①以语言文字为传递媒介的教学方法，这是以传递知识为主的基本方法，包括讲授法、谈话法、读书指导法、练习法、检查法。教师的活动在这类活动中的主导地位比较突出。②以实物为媒介的方法，这是培养实际技能、操作能力的基本方法，包括演示法、实验法、参观法、实习作业法、课堂讨论法等。这类方法以学生的活动为主，教师的活动是围绕学生的活动进行的。③新的综合的方法。这一层级的教学方法是广义的更高水平的教学方法，突出的特点是以培养学生的各种能力尤其是自学能力为主旨。教师的作用在于组织安排，调控教学过程。

二、教学模式

教学模式是在一定的教育思想、教学理论和学习理论指导下，为完成特定的教学目标和内容，而围绕某一主题形成的比较稳定且简明的教学结构理论框架，及其具体可操作的教学活动方式。美国学者乔伊斯和韦尔把众多教学模式归纳为4种基本类型：信息加工教学模式、个性教学模式、合作教学模式、行为控制教学模式。教学模式的基本特点是：有一定的理论指导，需要完成规定的教学目标和内容，有相对稳定的教学活动序列及方法策略。

三、教学策略

教学策略是指在不同的教学条件下，为达到不同的教学结果所采用的方式、方法、媒介的总和。它是为达成教学目标而采用的一整套比较灵活的教学行为，是教师在教学实践中依据教学的计划、学生的身心特点对教学原则、教学模式、教学方法的变通性地应用。教学策略基本特征是综合性、可操作性、灵活性。按照信息加工的控制点，教学策略可以分为替代性、生成性和指导性教学策略 3 种。

教学方法、教学模式和教学策略之间既彼此区别，又彼此联系。教学模式、教学策略和教学方法都是教学原则、教学规律的具体化，都具有一定的可操作性。教学模式包含教学策略，规定教学策略、教学方法，相互之间既有联系，也有一定的区别。

教学方法是师生互动的方式和措施，其最为具体、最具可操作性，在某种程度上可以看作教学策略的具体化。但是教学方法是在教学原则的指导下、在总结经验的基础上形成的，因此具有一定的独立性，其形成和运用受到教学策略的影响。教学策略从层次上高于教学方法，教学策略不仅表现为教学的程序，而且包含对教学过程的元认知、自我监控和自我调整，在外延上要广于教学方法。

从理论向实践转化的阶段或顺序看，应是从教学理论到教学模式，再到教学策略，再到教学方法，再到教学实践。

第二节　常见教学方法

当前，医学任务正从以防病治病为主逐步向以维护和增进健康、提高人类生命质量为主转变，医学模式正由传统的生物模式向生物—心理—社会—环境模式转变，医学整合性更趋明显，医学教育国际化趋势日益凸显。培养具有高尚的医德、精湛的医术、丰富的人文素养、强烈的社会责任感、较强的创新精神的医学人才，探索具有中国特色的优秀医学人才成长道路，给高等医学教育的人才培养带来了前所未有的机遇和巨大的挑战。高等医学教育必须根据现代医学模式和我国卫生服务的发展要求，积极探索各种教学方法，以社会和行业的需求为导向，为社会和卫生机构培养高素质医疗卫生人才。以授课为中心的教学法（LBL）、以案例为导向的教学法（CBL）、以问题为中心的教学法（PBL）、以研究为基础的教学法（RBL）、以资源为基础的学习（ReBL）和以团队为基础的学习（TBL）等，产生于不同的历史时期，具有明显的不同时期的特点。

一、以授课为中心的教学法

LBL 是传统的以教师授课为基础的教学法，也是应用最普遍的教学方法。它以教师为中心，以传授知识为主要目标，以学科教学为基础，强调学科知识的完整性和系统性。教师按照教材系统地向学生传授理论知识，教师能够很好地把握教学进程，学生也能全面系统地掌握学科的知识和技能。教师工作难度较小，学生学习也较轻松。因此，从古到今，这一教学模式对医学人才的培养，发挥着不可替代的作用。

（一）LBL 的优势

（1）节省教学资源。LBL 教学中，通常是 1 名教师，几十名甚至上百名学生，这有效地节省了教学人力资源，符合我国目前仍存在的师资力量短缺的实际情况。

（2）传授知识具有准确性、系统性和连贯性。LBL 有利于发挥教师的主导地位，充分利用教师的专业知识，使教师可以对教授内容做全面、系统的分析讲解，既能准确、快速地把知识传授给学生，又能保证传授知识的系统性和连贯性。

（3）对学生基本能力要求低。LBL 以教师为主体，其授课质量、课堂气氛等主要靠教师个人把握，因此，教师可以照顾到绝大多数学生的接受能力，将所授知识深入浅出，按期完成教学任务。

（4）现代技术丰富了 LBL。随着科学技术的进步，多数院校早已采用多媒体教学，教师不用在课堂上做大量板书，节省了时间，提高了讲课效率；同时，互联网又极大地丰富了教学内容，教师可在网上找到大量病例、图片、视频等教学资源，授课时可以图文并茂，这有利于学生理解。

（二）LBL 的不足

（1）不利于调动学生的学习积极性。LBL 教学以教师为主体，教师讲课中注重知识量的传播，部分教师为完成教学任务可能出现"满堂灌"的情况，学生学习的主观能动性被忽视，被动学习，被动接受，学习兴趣和积极性得不到充分调动，容易使学生产生倦怠心理，不利于培养学生的自主学习能力和创新精神，因此，该教学法被称为"灌输式"教学。

（2）不利于培养学生的独立思考能力。在 LBL 教学中，学生是被动学习，教师代替学生去思考和解决问题，学生自我发挥的空间较小，久而久之，学生在遇到问题时会对教师产生依赖。该教学法缺乏对学生独立思考和解决问题能力的培养，因此被称为"填鸭式"教学。在医学教育中，尤其在基础医学教育阶段，往往和临床实践脱节，不利于提高学生发现问题、分析问题和解决问题的能力，不利于培养学生的科研能力和临床思维，不利于学生以后的个性发展，也有悖于现今社会培养创新型人才的目标。

（3）不利于培养学生对知识的运用能力。医学是一门应用学科，LBL 注重知识点的讲解，这使得学生的应试能力较强，但对知识的应用性较差。LBL 的各学科界限分明，学科间的横向联系较少。而在实际临床工作中，通常是 1 个临床病例综合多个学科的知识，这会使学生所学理论知识和临床实际差别较大，学生难以有效应用所学的知识。特别是当前处于一个知识爆炸、学科知识成倍增长的时代，教师已不可能有足够课时传授全部知识，学生也没有足够的时间和精力学习全部知识，这就需要学生具有自主学习能力，养成终身学习的习惯。同时，医学技术的快速发展需要大量具有创新精神和较强实践能力的医学人才，显然，LBL 无法满足这些需求。因此，国内外医学院校近几十年都在开展针对 LBL 的教学改革。

尽管 LBL 存在诸多缺陷和质疑，但至今仍是其他教学方法所不能替代的。教师应根据教学内容和教学对象灵活运用。可以认为，对于自主学习能力较差的学生，应以此方法为主；对于高素质的学生群体，因其主动学习能力和自学能力及理解能力均较强，此种方法较大程度地束缚了学生自身能力的发挥，不利于开发其内在的潜力及创造力。

二、以问题为中心的教学法

在 PBL 教学中，教师并不以讲坛上演讲者的身份出现在学生面前，学生也不再是被动地参与课堂。他们以小组的形式合作进行学习，以一个主动参与者的身份进行学习。由于 PBL 中的问题情景必须是结构不良的、允许自由探索的，因此学生必须有责任心，要通过自己的主动学习和团队协作，学习更广泛的学科知识和根据问题学习整合知识，必须根据问题找到解决问题的方法，直到问题得到解决。学生需要带着问题设法获得相关的知识，对问题进行终端分析，根据所学的概念和原则对问题进行讨论；在每一个问题完成和每个课程单元结束时，还要进行自我评价和小组评价，这些表现和评价都与成绩密切相关。因此，通过这种主动学习，学生解决问题能力、团队合作能力（如赏识和包容异类学习同伴的精神）、获取和评价信息的能力得到了提升，发展了高层次的思维能力，成为自主学习者。

（一）PBL 的优势

（1）顺应时代的发展要求。PBL 在教学过程中以学生为主体，学生通过查找资料和讨论来解决问题，锻炼了学生的自学能力、解决问题的能力，并有效地开发了学生的潜力和创造力，符合当今社会对创新型人才的需要。

（2）调动学生的主动性和积极性。PBL 教学中，学生变被动学习为主动学习，通过自主学习及组内讨论来解决问题，这提高了学生的学习兴趣，调动了学生学习的积极性。

（3）提高学生的综合素质。PBL 的教学形式多样，既有课下的自主学习，又有课上的小组讨论，这不但提高了学生的自学能力和解决问题的能力，也提高了学生的团队协作能力和沟通能力，有利于学生的个人发展，也符合当代社会对综合性素质人才的需要。

（4）提高学生对所学知识的运用能力。PBL 教学中，授课以临床病例为基础，将基础学科和临床学科的知识点贯穿于一个真实的病例，打破了学科的界限，锻炼了学生以病例的诊治为中心的发散思维和横向思维，大大提高了学生对所学知识的运用能力。

（二）PBL 的不足

（1）学生基础知识欠扎实。习惯了传统教学模式的学生，短时间内难以适应 PBL 教学。PBL 以临床问题为引导，其课程内容含量少于传统课程，学生将注意力集中到解决问题上，而忽略了对知识点的掌握，所学的知识缺乏系统性和连贯性，不利于学生掌握系统完整的医学基本理论。

（2）学生学习负担加重。为了配合 PBL 教学的开展，学生课前和课后均要查阅大量的文献资料，从而得出最佳结论。因此，前期准备工作上的时间约需要 1 周，明显多于普通的课堂学习。目前，我国学生的课业负担仍然很重，长期占用学生大量的课余时间会使学生产生抵触心理，难以收到良好的教学效果。

（3）PBL 教学需要大量师资，且对教师提出了更高的要求。教师须掌握从基础到临床的多学科知识，教学成本大幅增加，学校的资源不一定能承受。

（4）PBL 缺乏科学的评价体系。

三、以案例为基础的教学法

CBL 最早于 1870 年由美国哈佛大学法学院院长朗德尔创立，用于法学教学。后来哈佛医学院为改变临床教学滞后、学生不能接触患者的现状引入法学院的案例教学法。20 世纪 30 年代，美国多数医学院校采用了这种教学方法。但事实上，LBL 教学中也常伴有 CBL 教学，比如基础医学教学中的病例分析、临床医学教学中的见习等。只是 CBL 教学更强调案例分析和讨论。相比 LBL 教学，CBL 教学有利于调动学生学习的积极性和主动性，但仍不能满足现代医学对创新人才的需求。于是，在 20 世纪中期诞生了 PBL 教学。

（一）CBL 的优点

（1）转变"灌注式"教学为实例、设问、分析及学生的共同参与，充分调动学生的积极性。

（2）启发式教学指导思想的具体运用，切实提高医学人才解决实际问题的能力。

（3）CBL 的核心是以病例为先导、以问题为基础、以学生为主体、以教师为主导，利于巩固理论知识。

（二）CBL 的不足

CBL 存在的困难是小组教学成本过高、师资力量不足，同时教师和学生都要在课余时间查阅资料，加重了教师的工作负担和学生的学习负担。另外，将理论学习改为病例讨论学习，有可能遗漏教学大纲要求掌握和熟悉的内容。

四、以团队为基础的教学法

TBL 是一种新型的教学方法，在一定程度可弥补 PBL 和 LBL 的不足。通过课上不同的测验方式及作业，既保证了学生对基础理论知识的掌握，又培养了学生主动学习、批判性思维等综合素养，是结合二者优点的教学方法。20 世纪 90 年代末，随着信息化时代的到来和互联网的普及，大量医学知识唾手可得，如何让学生利用丰富的知识资源学习，教育工作者不自觉地提出以资源为基础的教学法。此外，还有运用计算机、网络、多媒体等技术手段实施的网络教学，将经典的 PBL 教学理念与网络技术有机结合而创造的网络式 PBL 教学，将教师视为反思性实践者并赋予学生参与课程发展的权利的协商课程模式等。TBL 的优势如下。

（1）让每个学习者都有收获，且形成主动学习和思考的习惯，在更高层次上提高学生的认知能力，有助于新的知识产生。在小组学习中，学生要经过独立思考、头脑风暴、提出假设、组内达成共识、组间交流、教师总结等关键步骤，有助于小组成员主动、积极地研读学习内容，通过反复品读、加工分析，在自己的认知结构里重构、改进学习材料，形成新的认知。同时，小组成员依次根据个人对学习材料的解读交流意见，将自己的学习成果用信息的方式传递给小组内其他成员，其他成员根据自己的学习经验将他人符号化的学习成果与自己的成果进行比较和总结，并与表达者交流，用告知、讨论的方式对陈述人的发言做补充、修正对方的成果或接纳对方的成果，对新的认知会得到不断完善。同时，小组成员会根据记录对学习材料提出的看法和观点进行归纳整理，初步形成关于学习材料的总结性论述。学习小组内部形成对学习材料的总结性论述再讨论，直到达成一致结论。再将本组内学习形成的结论意见与其他小组进行交流，再修改、补充自己的学习结果。

（2）有利于教师根据学习者的反馈，调整课堂教学的重点和难点，也可最大化地发挥教师的引导作用，激发教师的工作热情。

（3）TBL使理论课的教学信息量更大，更注重培养学生的团队合作和人际交往能力，且组内的充分互动和交流有助于给予"后进生"更多的帮助和支持，促进了教育公平。

（4）与PBL相比，TBL更节约课时、师资，提高课堂效率，且可达到PBL教学的某些效果。

对于几种教学方法的优劣，我们也进行了教师和学生方面的调研。94.5%的师生表示，每种教学方法都有优势，也有不足，具体采用哪种，应因课而异、因人而异、因需要而异。

第三节　如何获得良好的教学效果

好的教学方法能促使学生自主做好学习准备，维持他们的注意力和兴趣，以学生能接受的方式呈现教材，运用强化来调节学生的行为，提高因学习成就带来的满足感。研究、创新、发展教学方法，就是要围绕这些目标来进行。也就是说，什么方法能达到上述效果，就更能为教师和学生所接受，更能带来事半功倍的教学效果。

长期以来，传统医学课堂教学方法比较固定，通常是教师在讲台上讲，学生在台下听，并以笔记的形式记下教师讲授的内容。在这种课堂教学中，教师的职责是组织好自己的讲稿，把权威的医学知识在课堂上展示给学生。在课堂教学全部完成之后，考查学生对教师所传授知识的掌握情况，并给学生评定学习成绩。但近年来，随着人们越来越强调教学效果，甚至提出并大力倡导以学习结果为导向的教学，这种传统的课堂教学方法正在更新或被新的教学方法所取代。新的教学方法不仅传授知识和技能，也注重影响教学效果的各个环节，研究影响教学质量的各种因素。正是在较彻底地研究这些影响教学效果的环节和因素，并对其有崭新的认识后，新的教学方法才得以形成和发展起来。

对学生学习效果、智能发育、理论学习和认知形成的研究表明，要取得良好的教学效果，在教学方法上必须注重让学生主动学习，将教师教和学生学的各个环节有机地结合起来，使学生不仅在教师的教学过程中学到知识，还能利用这些知识去发掘更多的知识。因此，教师的任务应该是通过与学生的互动，使学生能够获取新信息、实践新技能、重建自己的知识结构、扩大自己的知识领域。由此看来，好的教学方法能调动学生的学习积极性。要取得好的教学效果，可以从以下几方面来思考。

一、针对医学教育的特点和具体的教学内容选择教学方法

针对不同的教学内容，选择与之相应的教学方法是保证教学效果的最基本的原则。以传授知识为主的教学，主要是课堂教学。增强课堂教学效果的关键是教师要充分理解并完全掌握教学内容。此外，教师还必须紧紧围绕培养临床医生这一教育目标对教材和内容进行再创作。一个好的教师应该知道哪些教学内容对学生比较容易，哪些教学内容对学生比较困难，根据不同的学生对教学内容进行一定的调整并采用不同的教学方法。同时，也要根据教学内容的性质和难易程度采用不同的教学方法。此外，优秀的教师还要知道学生已有的知识和能力基础，能预见教学的进展情况和学生的进步，能用恰当的事例或比喻解释一些关键问题，能将相关的教学内容联系起来，以及能恰当地评估学生对教学内容的掌握情况。

对于实践技能教学，主要采用视听材料、现场的观摩学习和角色扮演（如学生互相体格检查、静脉穿刺采血），在模拟教具和模拟人体上练习，在患者身上操作等。对于技能的训练，要根据布卢姆的教育目标分类理论，依照特定的层次来安排临床技能的训练，经过模仿、操作、多种操作的协调，才能达到操作的自然化。临床技能的训练、上述每一步都离不开操作的对象。要选择好的操作对象和练习方法，先示教，观察学生做，然后有针对性地评价和教学，包括手把手地教学，要鼓励学生既胆大又心细。对于真正的患者身上的操作，要放手不放眼；对于有创性的操作和危险性大的操作，最好在模拟人体上进行反复练习后，再在患者身上进行操作，这既给予了学生充分的训练机会，又保护了患者。各种医学模拟教具和模拟人体的发展，在很大程度上能满足学生的练习需要。

二、创造良好的学习环境和条件

给学生创造一个好的学习环境对取得良好的教学效果十分重要。学习环境可分为硬环境和软环境。硬环境包括教室周围是否安静，教室的采光或灯光是否充足，教具是否齐全，教具安放是否合理等。在软环境中，最重要的是良好的师生关系。教学效果好的教师能与学生建立良好的师生关系，善于与学生沟通，了解学生的学习需求，对学生的学习需求做出恰当的回应，对学生的学习进行恰当的评价，并给予适时的鼓励。教师在选择教学方法时，应注重选择有利于在教师和学生之间建立合作和互信的方法。在教学策略上，教师应多对学生进行正面鼓励。

实践技能的学习条件要比单纯知识传授的课堂教学严格得多。要获得较好的临床技能培训效果，必须提供训练的条件。可以肯定，模拟教学技术的不断发展和完善，在将来医学生和低年资住院医师的临床技能训练中将发挥很重要的作用。

三、帮助学生成为自主学习者

能自主学习是学生取得优异学习成绩的关键，也是有助于学生今后有更大发展的最重要的能力。帮助学生成为自主学习者是取得良好教学效果的诀窍之一。为了帮助学生

成为自主学习者，一方面，教师应将自己的教学目标和对学生的要求明确地告诉学生，使学生有明确的学习目的；另一方面，教师要相信学生的态度和能力，相信学生能够学好。同时，教师还要指导学生建立和发展自己个人与课程内容的联系，与学生一起回顾学习过程，总结学习经验和教训，激发学生的学习兴趣和热情。

四、不断反思提高教学效果

从自己过去的教学经验和教训中学习，是教师改进教学方法、提高教学质量的重要手段。教学效果好的教师总是花时间认真、仔细地反思和总结过去的教学工作，如自己教了些什么、怎样教的、为什么要这样教、教学效果如何等，认真听取学生和来自各方面的反馈意见，认真观察、分析学生的学习情况，找到有效的办法改进教学，提高教学质量，帮助学生解决在学习过程中遇到的各种难题。教学是一门艺术，影响教学效果的因素很多。研究教学方法、提高教学效果是每一位教师的天职。

第十一章 相关指南与常见问题

第一节 PBL 案例的撰写指南与原则（广州医科大学）

一、PBL 案例的题目

选题必须符合模块知识要求；题目要通俗，引人注目，启迪思考。既可以作为陈述句，亦可是疑问句，例如："为何高烧不退?""变调的青春""爱打瞌睡的徐先生"等。

二、摘要及关键词

简述案例病情发展、诊治过程及效果。

学生背景知识：学习本案例须具备的知识基础。

本教案学习目标：期望达到的知识目标。

学习流程安排：课次、课时安排，每课次时间分配。

（一）教案摘要

一位年轻男性，过去健康状况良好，此次出现持续高烧不退就诊并收住院。住院后，据各项化验检查及血液培养，诊断为细菌性心内膜炎。本案例由临床病史、理学检查、实验室数据和病程观察组成，提供学生了解细菌性心内膜炎的致病菌、危险因子、临床表现、诊断标准、处理原则、并发症及预后的机会。

（二）关键词

细菌性心内膜炎（bacterial endocarditis）；敏感试验（susceptibility test）。

（三）学生背景知识

感染的相关知识等。

（四）学习目标

（1）发烧的鉴别诊断。

（2）细菌性心内膜炎的临床表现和诊断标准。

（3）抗生素敏感试验的临床应用。

（五）学习流程安排

本案例共三幕，安排 3 次学习（周一、周三、周五下午，每次 2 节，每节 40 分钟）

三、案例内容（教案剧幕）

（1）要求：文字通俗易懂，故事性和趣味性强，问题于内容中，体现多学科知识的整合。

（2）格式：分幕（一般为 3 ~ 4 幕，若需要，可适当增加 1 ~ 2 幕）。

（3）呈现方式：中文文字表述（专有名词可用英文），配以影像、图片等媒体资料。

（4）内容：分幕呈现，悬念迭起，暗示问题，符合逻辑，收放自如。

A. 第一幕：主诉、现病史、既往史、家族史、个人背景等。

B. 第二幕：理学检查与实验数据及影像分析。

C. 第三幕：病程发展和病情演进、诊治经过、结果。

D. 第四幕：预后、随访及未来看护计划。

四、教师指引

（1）各分幕重点：主要问题、次要问题及答案分列于各幕之后。

（2）参考数据：本案例及与本案例有关的其他临床数据。

（3）学习资源：教科书、数据库、网络资源等。

五、PBL 案例的撰写原则

PBL 是通过描述问题情境的案例去诱发学员主动、广泛地探讨问题的本质，整合各领域知识及讨论出解决问题的周全性方案。案例是 PBL 成功实施的关键因素。然而，撰写 PBL 案例并不是一件容易的事。虽然 PBL 案例通常来源于临床真实的病历，但并不等同于病历。能写出优秀病历的临床专科医师不一定能写出符合 PBL 要求的案例。撰写 PBL 案例的医师或教师必须接受过系统的 PBL 相关培训，熟悉 PBL 的核心理念及整个学习过程。撰写好的 PBL 案例必须经过案例审查小组的审核后方可使用。

（一）PBL 案例撰写流程

（1）全面整合课程目标、概念与内容，确认每个案例所包含的学习目标。

（2）遴选案例撰写教师，选择符合案例学习目标的真实临床病例。

（3）对所选择的临床病例内容加以整理、修饰，根据学习目标编写剧情并加以分幕或分节，使病例生活化、情景化。

（4）设计与学习目标相对应的引导问题。

（5）提供课堂安排与时间分配建议。

（6）提供教师注意事项、学习目标及参考答案，并附上参考文献。

（二）PBL 案例撰写要点与原则

1. 整合化

学习目标的设定要符合器官系统整合课程的规划，并能在案例间或案例群模块之间做最好的整合。一个设计良好的案例所描述的情境应能引发出学习议题、促使内化、统整及达到最终的学习目标，刺激学生探讨的问题应当能涵盖该课程所要求学生达成的学习目标，并可与该课程其他部分的课程和案例相衔接。因此，学习目标的设定除了要涵盖生命科学知识层面外，还要考虑到社区、群体与制度，并顾及行为、信仰与伦理；简而言之，要着重全人化、全方位能力的培育与激发。

2. 人性化

整合医护案例相关问题中的人群医学、行为科学、基础医学及临床医学等知识与技能内涵，不仅要强调临床问题的解决或以获取最后诊断或治疗为目标，还要注意基础问题的探讨。当然，针对当下使用该案例学生的背景程度，可以有不等程度的调整。例如，给低年级学生用的案例，可以强调个案之通识人文及基础医学知识（如结构、功能、判断、说理与品德素养）；而给高年级医学生用的案例，可以增强临床知识与技能之内涵与讨论，并加入社会科学以加强人群医学和行为科学，如法律、伦理等问题的叙述与讨论。

3. 生活化

案例撰写要注意生活化。学生注意或特意关心的通常是他们平常接触到的事物，因为这些事物与他们日常生活息息相关。场景及剧幕应使用现在式编写，内容如讲故事，使学生有身临其境的感觉。案例情节的设置应具有趣味性及挑战性，能吸引学生深入研究、多方面思考与查证。案例中可安插一些相关的照片、图表或影像数据，如此更能吸引学生的注意力与兴趣。

4. 小区化

教育与医疗都是以人为本，而人又是社会的基本元素，社会的模式也是随着时间、体制与经济的交叉齿轮的转动不断地产生变化的。为符合时代性、地区性及国际性的制度、现况与需求，案例的撰写，无论是对问题的主轴还是对该问题所延伸议题的探讨，都应顾及重要性、常见性、时代性及其他可能的特性。此外，现今的社会已步入老龄化及少子化加速的时代，这将对整个经济、家庭、教育及医疗结构都产生潜在的、巨大的冲击。因此，在撰写案例时应考虑到社区族群的现况与需要。

5. 合理化

案例通常根据真实病历以符合教育目的及保护患者隐私为前提而改编。但是案例展现出来的问题情境并不是随心所欲、天马行空的。无论是病史、检查数据、病程及诊治结果，还是群体及行为的议题，都应符合医学逻辑才具有科学的合理性及专业性，才能成为强化思考和逻辑推理的基础。

此外，案例中的教师指南切忌精、专、深。教师指南的目的是引导小组导师协调学生的学习讨论方向，而不是给导师补充专业知识，以便其回答学生的问题或向学生教学。应着重撰写整个案例中特别要强调或特别需要注意的事项与参考资料，包括讨论的重点及学生容易犯错之处。提示用问题应尽量为开放式的，赋予学生思考与讨论的空间。参考答案宜用图表呈现，案例的线索之间可以用机制图或流程图来呈现。

（三）PBL 案例的结构与设计

1. PBL 案例的结构

PBL 案例包括学生版和教师版。学生版一般仅有病例资料，内容简单扼要。教师版的内容比较详细，包括案例名称、适用年级专业学生、学生需要具备的背景知识、学习目标、关键词、案例简介、案例剧幕、教师指南、时间表分配、提示用问题、参考资料等。

2. 案例剧幕的设计

案例剧情分幕不宜太多，一般分 3 幕。第一幕：提供病史，含个案背景、主诉、现病史、既往病史、家族史、查体等。第二幕：提供实验室数据和影像数据。第三幕：提供病程及预后，含诊治经过、结果、预后、未来计划等。剧情发展呈"倒三角形"结构，第一幕要提供学生多方向之思考，第二、三幕再借由剧情的进行，逐渐缩小范围，逐步达到教学目标。

当然，根据教学需要，案例剧情分幕可适当增减，也可以不分幕，只分段落，每个段落通常涵盖不同的概念与学习目标。

（四）PBL 案例撰写注意事项

（1）案例要明确指出学习目标及学习重点。学习目标的制定与剧幕设计要充分考虑学生的知识背景。

（2）案例应从使用者的角度来设计，案例中的患者应赋予姓名以增加真实感，一般使用现在式编写。

（3）案例难度要适中，有适当的层次感和探索空间，并兼顾挑战性和趣味性。

（4）请勿直接套用住院病历作为剧幕内容，各剧幕内容须重新编排。

（5）每幕情境不要太冗长，有些场景可以设计成对话的方式来让学生演戏。

（6）案例中可提供与案例相关的照片、检查结果正常值、影像图像数据，不用刻意隐瞒病案最后的诊断。

（7）教师指南须明确指出各个剧幕里隐藏的问题和既定的学习目标或重点，当学生讨论过程中遗漏了某些目标时，导师要怎样提问及刺激学生，以引导学生发现问题，达到教学目标。

（8）案例应由多位基础教师与临床教师共同参与讨论、撰写和修改。

第二节　PBL 实施中常见的问题

一、教师方面

（1）小组不知从何开始，不知道该做什么，可能呈现若干焦虑和沉默或冷场，却看不出任何预备进行讨论的热忱，怎么办？

（2）小组中有学生质疑问题导向式学习的价值，他们认为参加小组讨论并预备讨论数据是浪费他们的时间，尤其是在考试期间，怎么办？

（3）虽然你很努力，小组还是无法发挥功能，小组的学生们表现沉默，不专心听别人的意见，整个讨论没有清楚的思路，怎么办？

（4）在小组讨论中，有学生针对讨论的问题提出显然不合逻辑的假设，怎么办？

（5）小组读完个案教材的第一部分，在简短的讨论之后，有部分学生反映他们找不出重要的问题，除非有更多的资料，怎么办？

（6）小组读完个案教材的第一部分，学生们认为他们已经抓到重点且有合理的解释，因而觉得这份个案教材没有必要再讨论下去，怎么办？

（7）在小组讨论中，学生们列出一些和个案教材相关的重要问题，但并未就这些问题做进一步的讨论，也没有分配讨论后的研究功课。学生们直接决定提早下课去图书馆查数据，怎么办？

（8）小组中如有学生选择 1 个不契合个案教材的问题作为讨论后的研究功课，怎么办？

（9）小组正在热烈地进行切题且具启发性的讨论，但有学生因为不认同讨论的方向而觉得被孤立，怎么办？

（10）小组中因为学生对重要问题的看法有不同的意见而发生冲突，怎么办？

（11）小组于讨论结束后进行评价时，有一名学生认为在小组讨论中大家轮流发表所学的方式很无聊，另一名学生也附议，怎么办？

（12）在小组中有一名学生明显地主导整个讨论的进行，然而他和其他的学生共同分担责任，每次参加小组讨论前也都准备充分，怎么办？

（13）自开学以来，小组中有一名学生一直不太参与讨论，经过几个星期的观察，你认为这个学生表现安静的原因是没有充分的准备，该怎么处理？

（14）在某一次小组讨论中有一名学生缺席，事先并未告知任何学生，也没向你报备，在下一次的小组讨论中他出席了，但学生们并未提及上次缺席的事，怎么办？

（15）小组讨论的问题正巧是你的专长，怎么办？

（16）小组中有些学生向你反映你过度掌控小组讨论而不让学生们自己做决定，怎么办？

（17）在学期的第一次小组讨论中，学生向你询问你将如何打分数，怎么回答？

（18）小组的学生不愿在公开场合给予教师反馈，怎么办？

二、学生方面

PBL 不同于传统教学模式，为适应 PBL 教学，学生在心理和学习态度上要注意以下几点。

（一）心理建设

（1）学生们要摒弃不劳而获的心理，必须对自己的学习负责，PBL 是一种主动和自我引导的、以达到终生学习目的的学习模式。

（2）要建立自信，只要我想做，就一定能做到。

（3）要有接受批评的雅量。

（二）负责态度

（1）完成指定的作业。

（2）主动并鼓励别人参与讨论。

（3）聆听他人的意见。

（4）于适当时刻追加数据。

（5）不干扰学习过程。

（6）促进他人学习。

（三）小组讨论信息联络员及记录员职责

1. 小组讨论信息联络员的主要职责

小组讨论信息联络员并非领导者，只是协助小组的讨论过程有效地进行，其由学生推选并自由轮替，主要职责如下：

（1）协助导师控制讨论的流程与时间。

（2）技巧性地克服讨论进行中遇到的困难。

（3）归纳众议并导出学习目标与结论。

（4）分配及协调资料的收集和报告。

（5）报告本次讨论的结论及决议事项。

（6）收发学生评量表。

2. 小组讨论记录员的主要职责

（1）及时记录小组讨论的要点。

（2）记录讨论所得的学习目标与结论。

（3）在记录的同时也需继续参与小组讨论并提出自己的意见。

第三节　中山大学医科 TBL 教学改革试点方案

　　2010 年 7 月，为适应党中央、国务院实施人才强国战略的重大调整，遵照《国家中长期人才发展规划纲要》精神，为进一步深化医学教育教学方法改革，推动卓越医师培养计划，真正实现以学生为中心的教学，促进研究性学习，使理论课课堂能在传授给学生基本知识的基础上，进一步加强医学生各种能力（如团队合作精神、人际交往能力等）的培养，为医学生在今后从事医学临床工作形成良好的态度、扎实理论知识和各项技能奠定基础，提高教学效果，中山大学医科正式发文，启动了在中山大学医学课程中开展试行 TBL 教学的改革工作的通知。通知决定在 2009 年试行 TBL 教学改革的经验基础上，从 2010 年第一学期起，在部分具备实施条件的医学课程理论教学或者见习/实习教学环节，推广试行中山大学医科 TBL 改革方案。随后，颁布了翔实的 TBL 教学改革试点方案与教改实施步骤，形成了中山大学医教〔2010〕69 号文。该文的成功颁布，为今后学校医科进一步完善"243"课程体系、全面构建器官系统课程体系、促进基础与临床的融合，积累了丰富的前期基础与经验。

　　为进一步加快医学教育的国际进程，深化医学教育教学方法改革，促进医学生态度、知识、技能的协调发展，提高医学教育教学质量和人才培养质量，中山大学医科于 2008 年提出开展以团队为基础的学习（TBL）的教学改革设想，并在部分课程中进行了试点尝试。2 年多来，在相关课程的学习、研讨和 TBL 教学改革尝试，为学校医科下一步试行 TBL 教学改革工作积累了宝贵的经验，中山大学医科拟于 2010 年第一学期开始全面启动 TBL 教学改革试点工作，重点在八年制临床医学专业教育中实施。

一、实施 TBL 教学改革的必要性和可行性

（一）必要性

　　在知识经济时代，我国高等医学教育从生物医学模式向生物—心理—社会医学模式转变，医学院校应着力培养宽基础、创新型人才。为此，必须更新医学教育观念，只有变革医学教育的教学方法和模式，才能适应国际医学教育改革与发展的趋势，培养知识、能力、态度协调发展的医学人才。

　　TBL 教学模式于 2002 年由美国俄克拉荷马大学的 Larry K. Michaelsen 等正式提出，是为适应 20 世纪 70 年代末新入学人数增长 3 倍所带来的教学压力而提出的全新教学策略。TBL 教学模式是基于团队进行学习，以解决问题为目标，重视解决问题的学习过程。通过组建小组（4～5 人），教师确定教学要点，学生根据教学要点进行课前阅读和准备、个人练习、小组练习、应用性练习等，该模式打破了传统医学教育学科式课程

的界限，改变了传统医学教育以教师灌输知识为主、学生陷于被动接受知识的局面，通过小组成员之间的协作与团队的集体智慧，理论课教学能在给学生传授知识的基础上，进一步提升学生的认知能力、团队合作精神和人际交往能力，真正实现研究性、讨论式学习和互学互教的拓展性学习，将一名教师传授的信息量变为 100 多名学生智慧与信息量的大碰撞，同时为"后进生"提供帮助与支持，节省师资，提高课堂教学效率。TBL 教学模式较传统理论课程授课方式而言，具有明显的优势，培养的医学生也将更符合"五星级"医生和医学教育国际标准要求。

（二）可行性

校领导十分重视 TBL 教学改革，将其作为我校医学教育改革的重点和难点，为进行 TBL 教学改革做了大量的准备工作。2008 年，在学校"985"二期工程项目的资助下，时任中山大学医学教务处处长、国家级教学名师王庭槐教授，从校授课大赛一等奖选手中分批选派教学骨干和管理骨干到美国印第安纳大学学习 TBL 教学改革经验；还邀请多位美国专家到我校开展 TBL 教学的互动演示，使全院师生了解了国际医学教育改革的趋势，体验了 TBL 教学形式，提高了对 TBL 教学改革的感性认识。王庭槐教授在医科各个学院、附院分批进行 TBL 教学改革的巡回讲演，并在生理学课堂教学中进行了 3 场 TBL 现场教学演示。中山医学院药理学教研室汪雪兰副教授、中山大学孙逸仙纪念医院戴冽教授分别在药理学、内科学课程中进行了 TBL 教学改革试点。学生调研问卷结果显示，85% 以上的学生对 TBL 教学十分感兴趣，学习积极性高，学习效果好，TBL 教学对学生的自我学习潜能的激发非常大。考试结果也显示，TBL 更有助于学生对基础知识的牢固掌握，提高了学生发现问题、分析问题和解决问题的能力。医学教务处 2 年来也专门在部分核心课程以项目的形式予以立项倾斜建设，中山大学附属第一医院亦尝试以项目的形式在大部分临床课程环节进行 TBL 尝试。通过上述理论和实践探索，大部分教师和临床医生对 TBL 教学改革有了较好的理性认识和感性实践。

教师骨干积极投入 TBL 教学改革。医学队伍具有一批关注医学教育发展，热心医学教育事业，积极投身于医学教育改革的专家和教师。近年来，这些教师实施或参与了多种教学方法的改革。为促进基础与临床的结合，生理学、药理学、内科学等部分课程已在部分课程章节试点了 TBL 教学改革实践，并编制了 TBL 教学资料。目前有 30 余项 TBL 教学改革项目正在研究阶段，5 门课程开展 TBL 试点，这样一批教师是 TBL 顺利开展的基础。

经过与部分教师代表和专家组的多次座谈，我们一致认为，应该在我校目前有能力实施 TBL 教学改革的课程中逐步推广 TBL 教学改革，并不断总结经验，逐步形成 TBL 教学体系。

二、总方案

以 TBL 改革为主的教育教学改革是我校医科近 5 年内教学改革的重点工作之一。鉴于目前各种条件，学校决定采取逐步推进到全面铺开的方法，将此项改革分为 3 个阶段。

第一阶段：以现有各专业人才培养方案为依据，以各门课程为单位，建立 TBL 教学的试点，各门课程的教学主任或课程负责人根据其关联课程的内容，提出适合 TBL 的教学内容，并编写相应的教案，选择部分学生班级进行试点，完善 TBL 教案，使各门课程均有经过实践检验的成熟的 TBL 教案。

第二阶段：整合教学内容。在各门课程改革试点的基础上，提出课程与课程之间，特别是基础课程与基础课程之间、临床课程与临床课程之间、基础课程与临床课程之间内容的有机整合，进一步补充和完善 TBL 教案，初步形成适合 TBL 教学的教学体系。

第三阶段：形成 TBL 教学模式。在全面实施 TBL 教学改革过程中，不断完善，形成适合我校医科教学特点的 TBL 教学模式。

三、具体方案与实施步骤

（一）试点范围

以下具体实施方案主要针对第一阶段而设计。要求各医科教学单位以八年制临床医学专业博士学位的课程设置为依据，凡八年制教学计划中所涉及的主要医学基础课程和临床专业课程，原则上均须参加此项改革试点。

（二）TBL 教案及教学时数的确定

各门课程开展 TBL 教学的学时数，原则上从原课程总学时中划分出来，不再另行增加学时数，其用于 TBL 教学的具体学时数由各门课程结合本学科特点自行确定。原则上，要求医学基础课程中的形态课程与机能课程至少有 1 ~ 2 个 TBL 教案（4 ~ 6 学时）；医学临床课程中至少有 3 ~ 4 个 TBL 教案（9 ~ 12 学时）。

（三）教案的编写和选用

各课程负责人根据各课程教学特点，可选用部分国外同类优秀教材，医学教务处将适当划拨经费资助部分课程负责人自行编写适合本校的 TBL 教案；各教学单位、院系负责组织各学科专家编写或选用本学科 TBL 教案，并成立院系专家组，院系专家组对 TBL 教案进行评审后提交学校 TBL 专家小组讨论，通过后施行。

（四）改革步骤

自 2010 年 9 月起，学院全面启动 TBL 教学改革试点工作，各院系提出本院系 TBL 教学改革实施方案。已进行 TBL 教学试点的课程（如生理学、药理学、内科学）在总结经验和不足的基础上，继续试点和完善 TBL 教学。所有试点进行 TBL 教学改革的课程必须在 2011 学年 9 月前结束 TBL 试点工作，并总结经验，向医学教务处提出整改方案。

（五）试点对象的选择

为了便于开展试点工作和保证试点对象的可比性，适当减少同一个年级学生学习的压力，原则上要求各院系结合学期教学任务和教学进度，选择不同年级的八年制学生为试点。学生人数最好以一个自然班为单位进行。各院系教学科负责本单位课程的 TBL 改革试点工作的组织、落实和实施。教务处将定期组织督导和专家对各院系实施情况进行监督和检查。

四、保障措施

在分管副校长的指导下，医学教务处全面负责医科 TBL 教学的组织协调和指导工作，如 TBL 教案的审核、教师培训、学生学习指导和评价工作等。各院系教学院长为院系 TBL 专家组组长，负责所在院系 TBL 方案的具体设计、实施及监督执行情况。TBL 案例编写纳入教学工作量，每份案例按照 10 学时的工作量计算。学校将设立 TBL 教学专项经费，保证 TBL 教学改革的顺利实施。

第四节　TBL 实施中常见的问题

教师在决定采用 TBL 前须先解决一系列问题。这些问题主要有三类：①关于 TBL 是否适合自己的课堂的问题；②关于 TBL 的潜在风险和可能带来的损失的问题；③关于"如何做"的问题；并逐条提出解决建议。

以下旨在为这三类问题提供简明直接的回答，或通过借鉴教师实施 TBL 教学的具体实例，或基于中山大学的 TBL 教学实施经验和给出的建议。

1. TBL 会对某些教师失效吗

经验告诉我们，有 4 种教师不应尝试 TBL 教学：①除了让学生记得所学外，没有其他明确教学目标的教师；②害怕学生频繁挑战自己（尤其是学生联合起来挑战自己）的教师；③享受"表演"过程的教师；④无法花时间重新设计其教学方法的教师。

2. TBL 适用于各科的教学内容吗

答案是肯定的。TBL 的关键在于教师需要明确知道他们希望学生怎么利用课堂材料。一般而言，这个问题出现在他们想要实施就绪保证流程（readiness assurance process，RAT）的时候。然而，对于具有许多事实性材料的理科和问题通常没有正误答案的人文学科而言，这个问题的本质是不一样的。

（1）对于重视事实性材料的课程：在这类课程中，RAT 需要把重点放在关键概念，而非细节或计算上。换句话说，RAT 的问题要确保学生理解目录上的内容而非索引上的内容。如果学生通过 RAT 大体把握所学内容，他们在完成应用型作业时就能添补上（或记住）其他的细节。

如果 RAT 关注细节或计算，学生可能会觉得他们因为没能巨细无遗地记住所有内容而受惩罚。如果 RAT 关注细节，团队 RAT 的潜在价值会被削弱，因为讨论会因此变得简短，而且会聚焦于阅读材料的字句而非其深层意义。如果 RAT 强调计算，讨论通常不会太热烈，因为一个成员就能代表全组人行动。

（2）对于无所谓正误答案的课程：在这类场景下，预习评估过程要确保学生明白他们作业的评分标准。换句话说，对于教师希望学生在完成作业时用到的模型，学生是否理解，这点应在 RAT 设置的问题中有所体现。

3. TBL 适用于大班规模吗

TBL 对于大班和小班都适用。TBL 的关键在于，教师要安排以学生决定为结果的作业，并且使用能让团队间进行即时对比的教学流程。对于大班而言，这意味着教师要保证所有团队的作业问题一致，而且教师要让所有团队同时揭晓他们的答案。

对于人数极少的班级（如少于 8 人），最好的办法是让所有学生组成一组，并将他们的成果与其他相似班级进行对比。

4. TBL 适用于座位固定的课室吗

理论上，TBL 在任何教室中都能奏效。成功的必要条件只有一个，那就是教师提供的团队空间要让成员间可以进行眼神交流。例如，在阶梯教室中，教师所安排的座位要使其中一排的学生可以转身跟其他成员面对面。只要做到这一点，团队就会自己想办法克服物理空间的限制。

5. TBL 适用于 50 分钟的课堂吗

要在 50 分钟的课堂内应用 TBL，教师需要做出调整。例如，缩短 RAT 时间或者将 RAT 分散到多节课堂中。再者，如果将大块课堂时间用于小组讨论，这对教师把握时间的能力是个大考验。长课时给教师的帮助有两方面：①允许他们更有效率地利用时间；②使课内小组作业的设计和管理可以更灵活。

6. TBL 会不会迫使教师花费更多的教学时间

要成功应用 TBL，教师必须花大量时间重新规划他们的课程和设计有效的团队作业。但是，做好 TBL 教学准备后，使用 TBL 所需的时间跟其他有效的课堂并没有什么大不同。大多数教师还可以通过使用一系列的资源，或者跟其他 TBL 使用者分享经验和作业，简化重构课堂的过程。

鉴于起始时间成本颇大，在此给出 3 条建议：①从基础的改变开始做起，再逐渐加入复杂的内容；②每次只在 1 个课堂实施 TBL；③先从有利条件最多的课堂开始实施。

7. TBL 需要教师有什么特殊技能吗

大多数有经验的教师都具有实施 TBL 所需的技能。他们需要做出的最大改变是转变思维，即从新的角度去考虑课堂里应该发生的事。教师们必须关注能做什么来提高学生的学习，而不是应该如何教。此外，另一个新技能即培养设计有效小组作业的能力也可能给教师们带来挑战。

8. 若把课堂时间用于团队合作，是否会影响课程内容的完成

许多教师之所以有此忧虑，是因为他们观察到大部分学生都不进行课堂准备。学生不愿意为传统课堂进行课前准备的原因包括：①买书成本高、占用课余时间、课堂上感到无趣等消极诱因抑制了课前准备；②缺乏积极诱因促使学生展示他们准备过程中所学到的。

TBL 不仅为课前的个人学习提供了激励，还能鼓励学生分享他们学到的知识。个人 RAT 成绩就是一个强有力的诱因，因为这个成绩会影响他们的最终分数。另外，如果团队里的成员没准备好，团队也无法有理想的表现。因此，团队 RAT 中的互动大大激励了个人课前准备和队伍内信息分享。学生很快就会意识到，他们的同学会认为他们有责任完成课前阅读。因为每当团队中出现异议，其他成员就会询问他们选择的理由。在社

交压力和同学互评成绩的双重推动下，团队成员会越来越有动力学习，以保证自己团队的成功。

大多数使用TBL的教师都发现：因为学生愿意负责任地完成课前准备，他们实际上能够在课堂中拓展更多的内容和知识。另外，由于RAT效率高，他们课内工作的重点可以不再是完成课程内容，而转移到以学生决定为结果的团队作业中。这类型的团队作业关注于培养更高层次的思考技能。

9. "搭便车"现象的代价会大于小组活动的好处吗

小组作业最令人头疼的莫过于团队中的一两个成员做得比他们应做的多得多。有的小组作业1个成员就能独立完成，"搭便车"现象几乎总能归咎到这种设计不良的作业上。根据教师的经验，一般当以下情况之一存在时，就会发生"搭便车"现象：①作业中涉及只需要1个人就能完成的工作（即无须团队互动）；②作业需要进行大量的写作。

这类型的"搭便车"在TBL的课堂中不会是个问题。其中一个原因是RAT能有力说明讨论对于解决智力问题的价值（超过98%的队伍整体表现比他们最好的成员表现要好）；另一个原因则是TBL给予完成课前准备多重激励。然而，其中重中之重的还是在于，应用型的作业为团队面对面交流提供诱因和机会。

另外一个常见的"搭便车"的问题则是，学生通常会得到比他们个人分数高的成绩，而他们可能不应得这一成绩。要防止这类"搭便车"现象，最好的方法则是完善评分体系，新的评分体系要考虑到团队分数正常情况下都会高于个人分数。

10. 学生会否有动力为小组活动做准备

教师之所以有此担忧，是因为他们没信心学生会完成课前作业，加上他们频繁收到学生对于"搭便车"现象的抱怨。其实，正是因为他们没能创造出培养个人和团队责任感的条件，这个问题才会出现。

TBL能鼓励成员进行个人准备，并且由于团队表现是课程分数的重要组成部分，学生有动力为团队作业做准备，并全情投入之后的作业实施中。

11. 教师如何解决小组成员间的矛盾和人际冲突

这个问题源于小组作业设计不良，大多数出现在可以被分成几个子任务的小组作业中。成员们可能会因分工及其他成员完成的质量而产生冲突。但因为学生能得到频繁并且及时的反馈（如RAT分数），不管是基于任务过程还是内容的矛盾，都不是严重问题。实际上，应用TBL的教师几乎从不需要花时间在课程开端教导学生如何解决矛盾，也无须在课程中途费时消除小组危机产生的问题。

12. TBL团队组建的指导方针主要有哪些

主要遵循以下原则：①必须妥善组织团队，即要由教师选择每队的成员；②程序必须到位，以确保学生对自己和对团队负责任；③所有队员必须对团队作业做出贡献；④教师必须即时和经常向学生提供反馈；⑤教师必须让学生评估其队员的表现。

13. TBL如何解决大班教学带来的多种问题

大班教学带来的基本问题是学生的匿名性和被动性，这会使得学生态度消极且学习积极性被抑制。在小班教学中，教师一般都知道大部分学生的名字，而且班级成员和教

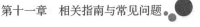

师及班级成员之间都经常互动。然而，随着课堂容量的扩大，越来越少的班级成员能够与教师或同学进行讨论。

由于在大班中缺乏社交互动，学生只跟学习材料打交道。因此，目前为解决大班相关问题所进行的研究，大多关注如何通过改变教师的行为使学生的注意力集中在学习材料上。但是，大部分教师不能使学生长时间主动把注意力放在学习内容上。即使教师要求（并监督）学生出勤，以保证学生至少听课，他们也没办法保证学生在课前和课中积极地学习材料。

TBL 则着力于从社交结构上改变学习环境。因为大部分课堂时间用作小组作业，所以即使数百名学生置身于一个课室，这种课堂互动模式都跟小班差不多。TBL 的优势包括：①学生有许多机会和其他学生及教师互动；②学生有明确的课前准备和出席课堂的责任；③学生有动力为完成团队任务做贡献。实际上，通过保证大量学生为课堂做准备并且来上课，TBL 的一些潜在的消极因素反而变成了有利条件。

14. 做好大班里的 TBL 的关键点分别是什么

（1）适应物理环境。多数情况下，一个容得下大班的教室都配有固定的竞技场风格式座位（即圆形或椭圆形的阶梯式座位），因此，适应物理环境包括：①给团队提供空间，让这个空间成为团队成员的"家"；②保证团队成员能够并且愿意安排自己的位置，以便于工作时彼此进行眼神交流；③为学生和教师提供通道，让他们能接触到每个团队；④在整个课堂讨论过程中，控制好噪音级别。

（2）管理课堂运作。在大班实施团队教学法需要有效处理以下 5 个方面的工作：分发和收集材料、调整团队工作的速度、及时反馈 RAT 测试的结果、布置应用型的任务和测试、反馈团队讨论作为一种完成脑力劳动的手段所拥有的价值。

15. 教师如何控制大班教学里的噪音

（1）当学生在完成课堂团队任务时，高强度的噪音其实是有益的。其他队伍的声音能提醒团队成员继续完成任务。另外，噪音也能推动团队发展，因为它迫使团队成员真正像一个队伍在活动（如靠得更亲密和听得更专心）。

（2）当教师想要全部学生参与课堂讨论时，即便噪音强度再低，都是破坏性的。如果学生没法听到，他们就无法学到任何东西。因此，要想大班上课有效率，教师必须想办法把学生从"噪音是必须的"的模式调成"听讲时间到了"的模式。

在大班，管理噪音的关键是锻炼学生从团队讨论的模式转换到课堂讨论的模式，这大致包含 2 个步骤：①教师必须提供信号（如举起一只手并让全班学生跟着做、吹哨子、调暗灯光等）以告知学生停止团队讨论。②不管花多长时间，教师必须等到学生完全安静下来，再开始讲话。在一些比较大的教室中，有时教师需要重复学生的发言，或者使用便携式的麦克风，以便团队间可以轮流发言。

16. 如何有效地管理课堂运作

在大班实施 TBL 需要有效处理分发和收集材料、调整团队工作的速度、及时反馈 RAT 测试的结果、布置应用型的任务和测试、反馈团队讨论作为一种完成脑力劳动的手段所拥有的价值这 5 个方面。

（1）如何分发和收集材料？

若实施 TBL，每次 RAT 测试（见第二章）和大多数的课堂活动都要求分发材料和收集学生的工作成果。在小班，教师可以很容易把材料分发完，基本不用损失课堂时间。但是在大班，如果继续使用相同的方法，就会消耗大量的课堂时间，这是学生大班上课的缺点。

教师使用团队文件夹可以大大减少处理材料的时间。在一些非常大的班级（如 200 多个人），教师可以用几秒钟的时间把文件夹发给每个团队，与此同时，各小组会在成员间分发材料。团队文件夹在管理 RAT 测试时非常有益。在每次 RAT 测试，教师总共使用 5 次文件夹：①下发含有试卷和答题纸的文件夹。②各团队收集全部团队成员的答题纸，装进文件夹，并把文件夹带到课室，换取一张团队答题纸。③当学生在进行团队 RAT 测试时，教师把个人答题纸从文件夹中拿出来，通过打分器打分再马上将其放回文件夹中。④当各团队完成 RAT 测试，他们可以查看答题卷，并取回文件夹，分发已经打完分的个人答题卷。⑤各团队就测试问完问题，教师讲解过一些难解的问题，在此之后，让学生把问卷和答题纸装进文件夹并上交。

（2）如何调整团队工作速度？

对于任何自主学习法，调整学生工作速度都是最难的挑战，因为学生的进度可能不一。在 TBL 中，这种潜在问题在大体上能得到解决，因为学生在团队内部会互相帮助，所以没有人会落后。然而新的挑战是，需要找到方法来调整不同团队间工作速度的正常差异。班级越大，挑战也就越大。

调整团队速度最好的办法是给学生一个完成工作的期限，这个期限必须是清楚的、详细的，但也是灵活的。最有效的策略就是设定一个你认为会略少于团队所需要时间的最后期限，通过旁听团队（这样一来，你就能评估他们是如何进展的）来调整最后期限。另外一个有用的策略即采用"五分钟（或其他时间长度）规则"，用较快团队的工作速度来给较慢团队设置最后期限。教师在个人和团队 RAT 测试中都会运用这个规则，教师会对个团队说，"一上交完个人答题纸的文件夹，你们就可以开始团队测试，当队伍（大约是团队总数的 1/3）完成测试，剩余队伍要在 5 分钟内完成"。如果有机会，教师会在上课伊始就布置团队任务，这样慢的队伍有机会先行一步，或接近下课时才给各团队安排任务，这样快的队伍如果已经完成任务，就可以先行离开。

（3）如何反馈 RAT 测试结果？

要在大班内有效地实施 TBL，关键的一点是提供与内容相关的反馈，而且反馈必须是及时、频繁和有差别性的（即反馈必须让学员们能清楚地分辨他们选择的好坏）。这种反馈对学习和记忆来说都非常必要，它可以让每支队伍把自己的工作成果跟其他相似队伍进行比较，这点对于发展自教师管理型团队至关重要。

及时反馈 RAT 测试结果最容易的办法就是采用多项选择题进行测试，并且所用的答题卡要能够在班内使用便携式阅卷机进行打分。尽管班内有几百名学生，教师也能在团队测试时对个人测试进行打分，并及时提供反馈意见，通过让团队代表把答题纸放进机器进行打分或利用 IF-AT 答题纸（一种刮涂式答题纸，能使答题者马上知道所选答案是否正确），教师也能就团队测试结果及时提供反馈意见。提供团队间的比较是很简单的，仅仅需要把各小组的成绩在投影仪或黑板上展示出来即可。

（4）如何为应用型任务和测试提供反馈？

选用合适的方式立即并有差别地反馈应用型任务结果，以便团队间的交叉比较，这是一项更具挑战性的任务。因为大班团队数目较多，找到一个高效的方式，让各小组能够展现成果是关键。教师要找到合适的方法，让各小组能够简单地报告自己的成果，尽管其中经常涉及复杂的概念和信息。提出考察测试者需要做出决定的问题能大大地帮助这个步骤顺利进行，但是教师还要想方法让各团队能同时报告决定。

关于简单报告复杂的团队决策，这里有个很好的例子，它出自一个最近退休的同事，该同事多年来在 275～290 人的金融管理课程内实施 TBL。此次任务是基于一个案例，他在 RAT 测试当天把案例布置给学生，保证学生能够熟悉购买、出租和租赁间的利弊。在下节课刚开始的时候，班内大约有 45 支队伍，他给每支队伍分发了一大张纸和一支大的马克笔。之后他让每支队伍扮演金融咨询团队，在 35 分钟内（一节课 70 分钟）讨论出是建议客户购买、出租还是租赁一个卡车队，并签订一个为期 3 年的合同。时间一到，他会发出一个信号，让各小组把手中的纸举起来，每支队伍都在纸上写了他们的决定，并向其他队伍展示自己的决定。之后他把便携式麦克风传给做了不同选择的几支队伍，让他们说说想法，并让全班讨论影响决定的因素。

结果显示，各小组都已经准备好，并积极地挑战彼此的观点，这位同事几乎没花什么力气就开展了一次激烈的课堂讨论。

（5）如何反馈团队价值？

要想让学生为未来的团队工作做好准备，就需要让他们相信小组讨论是完成智力劳动的一种有效的方式。在传统的授课中，教师很难向学生传递团队价值。但是如果实施 TBL，教师有许多机会利用学生的自身经历来传达这一点，班级越大，效果越好。他们要做的就是在学生完成几次 RAT 测试后，报告并讨论个人和团队 RAT 测试的累积成绩，步骤如下（教师经常在第四次 RAT 测试之后才使用）：

A．通过投影仪展示队伍的累积 RAT 测试成绩：①最低个人得分；②平均个人得分；③最高个人得分；④团队得分；⑤团队成员最高分和团队得分之差。

B．展示幻灯片，简单介绍上面数字的意义。例如，"第一支队伍的累积最低个人得分是 142，平均个人得分是 169，最高个人得分是 188，团队总分是 206，比最高个人得分高出 18 分"，超过 99% 的团队成绩都会比最高个人得分高。

C．在给学生几分钟时间消化数据以后，教师通常会就团队价值主题引导一次热烈的讨论，教师会简单地问他们："你们觉得在这里最重要的是什么？"

17．实施 TBL 教学的有效催化剂是什么？

（1）延长课堂时间。

如果在 50 分钟的课堂中使用 TBL，构建积极的团队和激发班级内的"化学反应"会变得更艰难，其原因为：①时间短且不能灵活控制，学生可能会觉得教师不善于利用课堂时间。例如，要在 50 分钟课堂中进行 RAT，其中一个解决方法就是缩短测试时间。然而，即使缩短测试时间，进行其他活动的时间也所剩无几。即使各个小组快速结束任务，纠正指导的空间也不大。②时间受限常常会迫使教师调整团队作业的内容，从而降低课堂活动的有效性。要在 50 分钟课堂内进行 RAT 的另一个可行方法是将测试的各个部分分散到几堂课中。这种方法的缺点是大大降低了个人测试分数和团队测试分数对比的效用，因为学生有机会在两次测试间进行学习。

A. 高效利用课堂时间。

学生对 TBL 的疑虑在于：①学生习惯教师主导的课堂环境，多小组同时运作可能导致课堂混乱。②课堂开始及结束时学习效率低下，团队需要花费时间进行团队建设及任务熟悉。③课时不足时，当学生刚能轻松交流并将注意力放在团队作业上时，课堂已接近尾声。④教师为让课堂有时间剩余，被迫调整课堂作业计划。因此，快速积极的团队和激发课堂内的"化学反应"，以及长课时可以解决以上问题，并激发学生热情。

B. 灵活布置和管理课堂团队作业。

长课时课堂通过 2 个重要方面为设计和管理课堂团队作业提供灵活性。第一，教师更容易把握教学时机，因为在团队合作和紧接的课堂讨论环节中都必然出现这样的契机。当教师执教长课时课堂的时候，会带上几个不同活动的材料去上课，然后根据课堂效果决定用哪一套材料及使用的顺序。第二，因为 TBL 教学能形成有效的自学小组，长课时课堂使得教师可以安排难且复杂的作业。例如，在教授跟组织相关内容的时候，教师发现学生印象最深的学习体会都来自那些融合概念并耗时不少于 2 小时的团队测试。

（2）了解学生的名字。

教师能叫出学生的名字有 2 个好处：①学生回应教师的方式有变化。学生更愿意接近教师问问题或提建议，而且对教师的错误更加宽容。②若教师付出足够的注意力去了解学生的名字，就能更好地判断学生的反应，从而优化课堂教学。

虽然课堂人数多，但是团队学习过程中的 2 个特点能帮助教师完成了解学生名字这一任务：①团队本身和他们在班内所处的位置能给初始记忆过程提供提示；②教师可以在旁听团队工作的过程中认识学生。

18. 如何使大班里的 TBL 教学开展得更加有效

要在大班里成功实施 TBL 教学，教师需要注意的关键点为：①有意地组建多元的固定学习团队；②根据个人表现、团队表现、学生评价进行评分；③将大部分课堂时间用于小组活动；④应用 6 步教学流程。

TBL 教学施行得宜，其创造的学习环境跟小班很相像。大部分课堂时间用于团队合作能确保学生负有责任，并得到及时的效果反馈。因此，大多数学生会主动参与课堂社交和智力环节。

19. 团队学习会促使教师的教学内容和学生的互动方式发生改变吗

答案是肯定的。团队学习会促使教学内容及学生的互动方式发生积极改变。团队学习的过程实际上是促使学生的学习从课堂内延伸到课堂开课之前，并且由于课前有了较充分的准备，课堂会活跃很多，教学也变得更加有趣，内容也会更加深化，因为许多简单和基础的概念基本可以跳过。另外，教师会花更多的时间去聆听和观察，对不同学生的不同意见及时领会并对错误的认识及时调整，这也使得教师的专业知识结构也会不断得到拓展。由于学生的参与度和正确反应率与其平时成绩相关，因此学生也会有较高的出勤率，并愿意主动投入教学活动中，逐渐成为具有真实人格、愿意并能够协助教学的个体。

20. 实施 TBL 教学的教师多数是那些对原来的教学方法使用不当或者是表现不好的教师吗

不尽然。其实有很多教师在采用原有教学方法时获得了较好成绩（如有很多的教学奖项和正面的学生评价支持），但他们愿意冒险改变现有的教学方法来尝试 TBL 教学。那份为提高学生学习素质的关切，使这部分教师鼓起勇气，摒弃现有的成功而尝试一种新的、令人兴奋的和创新的教学策略。从教学奖项和学生评价的角度来看，他们的教学并没有损坏。但是，从学生学习的角度来看，他们的教学还有改善的空间，学生也会为教师下一步改进教学策略与内容、提高授课质量提供建设性建议，这也是吸引这部分优秀教师愿意尝试 TBL 教学的原因之一。

21. 教师对实施 TBL 教学持怀疑态度的主要原因是什么

教师对实施 TBL 教学持怀疑态度的最主要的原因是担心学生对这种新教学模式不适应，担心学生课前准备不足。其次，担心教材内容没有完全被覆盖，影响学生对知识内容的系统性学习。另外，如果教师曾经在团队活动中有不成功的体验，会推己及人，对学生能否融入学习团队中并在团队中发挥积极作用比较担心。

22. 你认为实施 TBL 教学，学生方面准备好了吗

大部分教师担心的是学生的自主学习能力。随着互联网等科技的发展与普及，学习的手段变得多样化、现代化，获取知识的途径比以前更便捷、更丰富，绝大多数学生已经掌握了这些基本技术，课堂不再是获取知识的唯一途径，学生已具备了自主学习的客观条件，也有能力通过这些途径更广泛和深入地学习相关教学内容。因此，教师要做的不应是照本宣科地讲授教科书，更多的应该是优化、精炼教学内容，调动学生学习的积极性，引导学生自觉努力地获得知识，同时培养学生分析问题和解决问题的能力。有实践和调查结果显示，90% 以上的学生支持 TBL 教学模式，认为其在培养他们的主动探索能力、自主学习能力、分析问题能力、语言表达能力等综合能力方面起到了很好的作用，并认为通过这种学习方式能够更好地理解学习内容、拓展知识面并提高文献检索等综合学习能力。

23. 如何组建团队

组建团队时，建议努力做到以下 3 点：①将可能成为佼佼者或拖后腿的学生分散到不同团队。②避免团队中形成小团体（基于以上 2 点，建议不要让学生自由组队）。③组建团队的过程应该让学生觉得，任何团队都没有特别的优势。因此，我们建议采取公开的方式组建团队。

实际情况中可以这样做：让学生一类接着一类依次站成一行，然后按照需要的小组数报数。报数完毕后，相同数字的学生组成一组并在教室的指定位置集合。

24. 团队容量应该有多大

团队既要大到有足够的智力资源去完成任务，又要小到能形成真正的队伍。团队中至少有 5 名成员才能具备完成团队任务的足够智力资源。另外，如果队员多于 7 人，队伍在团队建设方面会存在困难。因此，TBL 教学法的最佳容量是 5～7 人。

25. 如果学生在课前阅读方面有困难，我该怎么办

（1）准备一份阅读指南，学生阅读完后应能回答指南中的问题。

（2）允许时间有限的答疑环节。

（3）提供补充资料（通常不多于 1 页），阐明给学生造成困难的问题。

（4）制作或查找网络辅导材料。

（5）制作"导读"音频并提供给学生。

（6）为个别学生或团队提供单独辅导。

（7）培养团队成员自愿帮助其他成员准备 RAT。

（8）如果其他方法都不奏效，利用课堂时间来解决 RAT 中显现出的误解。

26. 如何构建有效的评分机制

团队学习有效的评分机制要具备 3 个必不可少的组成部分：个人表现、团队表现和学生互评。这 3 个部分的比重应该平衡：①每个部分应该得到足够比重，如此才能让学生明白教师这样做是必要的。②教师本人必须赞同这几个部分的比重。③评分机制必须符合学生对于公平和公正的期待。

在课堂上，通过"制定评分比重"的活动，学生能够参与评分机制的创建。在这个练习中，先给每个部分设定最高值和最低值，然后让每组代表商议出 1 个大家都能接受的比重。过去几年的实践证明，利用这一方法确定评分机制非常有效。它不仅能让各方接受，还能支持对学习和团队建设必要的个人和团队行为。

27. 如何在为团队任务提供以评分为基础的激励机制的同时，避免给予表现较差的学生过高的分数

这个问题在刚开始使用 TBL 的教师中较为普遍，因为大多数小组通常都会获得超过 90 分，有的学生会得到不应得的高分。

有 1 个方法至少能一定程度上避免这一问题，那就是不采用百分制决定学生最后课程成绩。实际情况中，通常采用 1000 分制，总分和各分项的总分都是 1000 分。学期末，将每人的各项分数与学生参与定夺的每一项比重相乘，计算加权总和，由此得出每个学生的分数。然后对学生分数进行排列并寻找"A"等生和"B"等生的"断点"。通常考虑以下三大因素：①相似课程的评分标准（此为基本）；②学生在同一教师教授的其他相关课程上的表现；③一些情有可原的情况（如教材问题、天气原因等）。

28. 应该每节课或每周都进行 RAT 吗

答案当然是否定的。如果 RAT 进行得太多，可能会迫使学生记住那些无关紧要的细节。

RAT 的主要目的是评估学生是否准备好参加相关应用型活动，所有这些活动都是开卷的。RAT 应该重点确保学生对基本概念的理解够透彻，足以完成应用型的任务，以及能够在指定阅读材料的帮助下理解其他细节。因此，测试的问题应集中于概念，这些概念不仅可以在索引中找到，还可以在目录中找到。过分关注细节往往会导致事与愿违，原因为：①他们不得不记住所有细节，这会限制学生愿意承担的材料数量；②如果希望学生能长期记住这些材料，最好巩固他们对基本概念的理解；③应使他们能在有意义的情境下学习（或者很可能记住）这些细节。

29. RAT 应占多大比重

个人 RAT 使得每个成员不仅要对自己的准备负责，也要对团队负责。因此，只要

团队 RAT 分数和学生互评都在课程分数中占重要地位，个人的 RAT 在课程成绩中就没必要占太大比重。另外，即使在"制定评分比重"活动中允许学生将个人 RAT 分数比重设为零，很少有人会如此选择。相反，他们通常会将个人 RAT 的权重设定为整体课程分数的 10%，团队 RAT 权重设为 15%。

30. 学生缺勤该怎么办

将课堂比作职场以引导学生思考：一方面，在职场，当有人要离开而团队不得不收拾烂摊子的时候，缺席的队员仍然能从团队任务中获利。另一方面，如果缺席的人理由充分，而且努力弥补，大多数队友还是愿意让他享受团队福利的。但是，如果队友对离开的理由存疑，那么缺席可能会成为学生互评中无法抹去的污点。因此，如果缺席，要提前告知你的同伴，并尽力弥补。不然你就要承担风险了。另外，如果缺勤学生不得不错过一次 RAT 或其他计分的活动，保留团队分数，同时允许他们提前或延后进行个人测试。出于公平和时间的考虑，经多年试验，绝大多数补考的学生分数比其平均 RAT 成绩低。这意味着，用同样的考试作为补考的考卷，并不会给学生任何明显的、不公平的优势。如果担忧补考 RAT 引发麻烦，还可以制定一个评分机制，让学生抹去一次个人 RAT 的分数。这种方法的好处是减少了补考带来的麻烦，而不足之处便是带走了奖励那些每次测试都努力准备的学生的机会。

31. 是否所有项目都需要学生互评呢

支持频繁的学生互评最有力的理由是，团队成员能尽早获得反馈并改善自己的行为。然而，也有观点反对频繁的学生互评：一种观点认为，队员之间互相评估似乎扰乱了团队凝聚力的建设。另一种观点则认为，有时自信的队员会因为在早期的任务中掌控大局而获得较高的评价，这种评价会鼓励该队员在之后的任务中支配整个团队，最后却导致他在课程结束时获得最低的学生互评。因此，如果选择课程中一直进行学生互评，建议：①提供一个匿名评价的机制；②确保队员给予的评价既有正面的，也有负面的；③主要参考最后的评价。

32. 如何根据学生的意见调整评分

评分首先要保证给出的分数不会使学生形成不良习惯，此外还应确保：

（1）各小组都有机会发表意见，各小组对自身负责，小组之间评分互不影响。

（2）只允许提出新的小组意见，不允许提出个人意见

（3）小组意见经采纳后，应调整该小组内全部学生的评分。

（4）最先给出正确回答的学生无须扣分。

33. 在多选题部分，应如何给反馈

反馈包括综合评估和测试评分两部分。综合评估最为重要，应做到让学生了解个人综合表现跟他人之间的差距、个人回答是否正确。测试评分可采用便携评卷设备，学生在填写小组考卷时，教师可使用该设备批改学生的个人考卷。

教师可采用以下方式为小组测试提供即时反馈：

（1）利用 IF-AT 答题卡评卷：每道题有 4 个选项，可多次作答，第一次就回答正确的可得满分，得分随着作答次数递减，回答正确时即时显示得分。

（2）利用 Scantron 评卷器，由小组成员评卷，小组测试一结束，马上开始评卷。

评分结束后小组成员公示得分，并将评改后的个人答题卡整理到小组资料册里。

即时评改个人考卷和小组考卷可帮助教师即时了解学生对阅读材料的掌握程度、学生是否采纳了各小组提出的建设性意见。

因为反馈是即时进行的，IF-AT 答题卡的应用在小组教学中有两大优点：①学生能获知发表观点、倾听意见的好处，从互动交流中有所收获；②帮助学生养成团队合作交流的习惯。

反馈鼓励小组合作不宜过于具体。对回答正确的问题给出反馈未必能引起学生注意；对回答错误的问题给出反馈能激发学生交流讨论的兴趣，提高参与度，通过小组讨论学会决策。

34．在 RAT 测试中，采用"分裂式回答"有哪些优点

起初，小组成员可能会以礼貌为先，消除分歧，倾向采用投票的方式做出决定，这不利于深入讨论，也不利于听取每一位小组成员的观点。相反，发表不同观点往往能引起活跃的讨论。

可采用重复出题，鼓励"分裂式回答"（即不同的回答）的方法，鼓励小组听取每一位成员的意见，同时避免因意见不一而冒犯他人。

这种方法能让小组成员意识到答题时如未能听取小组成员的意见就仓促作答，可能会导致小组失分，从而为鼓励小组成员发表不同观点、快速养成决策前积极讨论、听取意见的习惯。

35．RAT 考卷中，除了多选题，还有别的题型吗

RAT 的题型最突出的特点是这些题目可以给个人和小组提供即时反馈。除多选题外，还可以设置填空题、简答题，以及其他用来考察概念和理解的题型。学生完成个人考卷后，可以将答卷存放到相册的透明插页袋里，从而确保学生专心填写小组考卷。对比参考答案后，学生可以填写记录表，发表意见或评价，指出评分过程中觉得仍须斟酌的地方。

36．对于 RAT 考卷来说，怎样的题目才是好题目

考卷题目除了能为个人和小组的表现给出即时反馈，还应重点考查关键的概念，能提升学生的学习能力。

（1）确保部分题目有一定难度。激发小组讨论兴趣，避免服从单一意见。

（2）设置多个内容相关、由浅入深的题目。前一两道题考查学生的识别能力，后一道题考察学生对前两道题中相关概念的综合运用能力，从而让学生循序渐进、更加深入地理解概念；题目难度适中，能激发学生讨论的兴趣，促进学生互相学习。

37．在 TBL 的应用阶段，可以布置写作作业吗

写作是一种个人行为，小组写作作业会抑制学习能力，使得学生对团队协助产生消极的看法。小组须完成耗时较长的作业时，常采用分工合作的方法，但分工合作时，各组员独立完成各自的任务，反而不利于学习；若有组员未把自己的部分做好，其他组员的得分会受到影响，或者要在最后一刻弥补其不足，导致学生产生消极的态度。

38．可以采用小组展示的方法吗

小组展示既有优点，也有缺点。在展示的准备阶段，组员重视合作，因为能提高学习

能力、增进感情。但在展示阶段，由于听众通常对展示的学生的专业知识能力存在疑虑，展示方无法引起听众的兴趣，导致从小组展示方法中获益的往往只有参与展示的学生。

　　39．如果不用小组论文或小组展示的方法，还有别的选择吗

　　教学效果最好的小组作业应确保做到：①能鼓励小组综合运用课程知识；②完成作业所需的思维强度在个人能力范围以外；③做出具体决定；④全员参与，针对某一问题，交流意见。团队间的讨论能为教师提供及时、与内容密切相关的反馈，以评估学生对概念知识的掌握程度，而且有助于培养和提高学生以小组合作的方式解决问题的能力，可大大提高教学效果。

附表1 医学教育教学方法评估(教师版)

　　为了全面了解全国高校的一线教师对各类教学方法的使用情况,我们设计了该调查问卷,对于了解教学方法的发展和演变至关重要。对每个问题的回答没有对错之分,您只要把真实的情况和想法告诉我们即可。对您的支持与配合,我们表示衷心的感谢!

　　我们承诺:所有调查数据只限于课题研究,并对您提供的相关信息给予保密!

×××××××课题组

2019 年 2 月

一、被调查者基本信息

A1. 您的学校_____

A2. 您的学校层次为?

　　□1. 985 + 211　　□2. 211　　□3. 非 985、非 211 的普通高校　　□4. 专科院校

A3. 您的性别?

　　□1. 男　　□2. 女

A4. 您的年龄_____

A5. 您的受教育程度?

　　□1. 本科学历以下　　□2. 本科学历　　□3. 硕士研究生学历　　□4. 博士研究生学历

A6. 您的职称?

　　□1. 初级职称　　□2. 中级职称　　□3. 副高职称　　□4. 正高职称

二、2018 年的教学方法使用情况

B1. 您在 2018 年主要使用过哪种教学方法?(多选,最多选 3 项)

　　□1. 讲授式教学法

　　□2. 问题为基础的教学法

　　□3. 案例为基础的教学法

　　□4. 团队为基础的教学法

　　□5. 情景模拟教学法

　　□6. 床旁教学法

□7. 其他教学法

> 以问题为基础的教学法：一种以学生为中心、以小组为单位，围绕临床问题进行讨论的教学形式，其核心思想是将问题作为学习和整合新知识的起点。
>
> 以案例为基础的教学法：以案例为导向的一种比较传统的教学方法，希望通过教师对特殊案例的分析，帮助学生掌握一般分析原理，进而提升学生独立分析和解决问题的能力。
>
> 以团队为基础的教学法：学生根据教师提出的学习目标及所提供的资料，在一定时间内通过收集、整理及分析资料，主动学习相关内容，教师再组织本组学生对其学习情况进行测试，然后进行小组讨论并提出指导意见。
>
> 情景模拟教学法：教师提前根据具体的教学内容，设计相应的情景主题，然后分配学生扮演不同的角色，如医生、患者及患者家属等，模拟各种临床情境发生发展过程，让学生感受到真实的临床环境，从而达到获取临床知识、提高临床思维能力的一种教学方法。
>
> 床旁教学法：学生在教师的指导下将所学方法用于临床实践的教学过程。

（根据 B1 题选择的方法跳出 B2 至 B14 的内容）

B2. 在 2018 年，您身边的其他教师是否也主要使用该教学方法？

　　□1. 是　□2. 否

B3. 在 2018 年，您使用该教学方法的频率如何？

　　□1. 您所教的全部课程均使用该教学方法

　　□2. 您所教的 75% 的课程均使用该教学方法

　　□3. 您所教的 50% 的课程均使用该教学方法

　　□4. 您所教的 25% 的课程均使用该教学方法

B4. 在 2018 年，您主要对哪些层次的学生使用该教学方法？

　　□1. 本科生　□2. 研究生（包括硕士研究生和博士研究生）

　　□3. 本科生和研究生（包括硕士研究生和博士研究生）　□4. 其他

B5. 在 2018 年，您主要对哪些专业的学生使用该教学方法？（多选）

　　□1. 基础医学类　□2. 预防医学类　□3. 临床医学类　□4. 医学技术类

　　□5. 口腔医学类　□6. 中医学类　□7. 护理学类　□8. 药学类　□9. 其他

B6. 在 2018 年，您所教的课程体系是属于哪一类？（若回答 2，则跳转至 B9）

　　□1. 传统的医学课程体系　□2. 器官系统整合课程体系

B7. 在 2018 年，您具体是在哪一教学阶段使用该教学方法？（多选）（根据 B7 题选择的阶段跳出 B8 题的内容，若多选可跳出分别对应的课程，若单独选 4 可跳转至 B9）

　　□1. 医学前教育　□2. 基础医学阶段　□3. 临床医学阶段　□4. 临床实践阶段

B8. 在 2018 年，您主要在哪些课程上运用该教学方法？

B8.1 医学前阶段（多选）：

　　□1. 医患沟通　□2. 循证医学　□3. 医学伦理学　□4. 卫生法学

　　□5. 社会医学　□6. 卫生经济学　□7. 医学心理学　□8. 行为医学

□9. 医学人类学　　□10. 医用文书写作　　□11. 医学史　　　　□12. 预防医学
□13. 流行病学　　□14. 其他

B8.2 基础医学阶段（多选）：

□1. 生物学与细胞生物学　　□2. 基础解剖学　　　□3. 组织学与胚胎学
□4. 生物化学与分子生物学　□5. 生理学　　　　　□6. 病理学
□7. 医学微生物学　　　　　□8. 医学免疫学　　　□9. 分子医学技能
□10. 药理学　　　　　　　　□11. 病理生理学　　　□12. 临床解剖学
□13. 实验生理科学　　　　　□14. 人体寄生虫学　　□15. 医学遗传学
□16. 其他

B8.3 临床医学阶段（多选）：

□1. 儿科学　　　□2. 循证医学　　　□3. 外科学　　　　□4. 妇产科学
□5. 神经病学　　□6. 传染病学　　　□7. 全科医学　　　□8. 口腔医学
□9. 中医学　　　□10. 医学影像学　　□11. 临床核医学　　□12. 精神病学
□13. 肿瘤学　　□14. 耳鼻喉科学　　□15. 眼科学　　　　□16. 皮肤性病学
□17. 诊断学　　□18. 内科学　　　　□19. 其他

B9. 在 2018 年，您使用该教学方法的原因是什么？（多选）

□1. 节省教学资源
□2. 对学生基本能力要求低
□3. 响应学校（院）对教学改革的要求
□4. 为了调动学生的主动性和积极性
□5. 为了提高学生对所学知识的运用能力
□6. 为了提高学生团队协作的能力
□7. 为了提高学生的临床技能
□8. 为了提高学生分析问题、解决问题的能力
□9. 为了促进学生互学互教的拓展性学习能力
□10. 为了提高学生医患沟通的能力
□11. 契合多媒体信息技术的应用
□12. 其他

B10. 您在使用该教学方法时，如何评价学生的学习效果？（多选）

□1. 理论笔试　□2. 实践操作考核　□3. 论文考核　□4. 演讲汇报

B11. 在使用该教学方法时，您对教学过程的把控程度为？

□1. 能很好地把控教学过程
□2. 能较好地把控教学过程
□3. 自身教学能力仍有待提高
□4. 在教学过程中常感到力不从心

B12. 在使用该教学方法的实际过程中，您认为下列学生素质对教学方法的适应程度为？
（分数越高，说明适应程度越高）

编码	指标	非常适应——非常不适应				
A	已掌握的知识程度	5	4	3	2	1
B	学习的主动性	5	4	3	2	1
C	自学能力	5	4	3	2	1
D	参与课堂讨论的积极性	5	4	3	2	1

B13. 开展该教学方法对于帮助学生掌握专业知识、提升专业能力的效果评价。（分数越高，说明效果越好）

编码	指标	效果非常好——效果非常差				
A	基础知识掌握能力	5	4	3	2	1
B	临床技能	5	4	3	2	1
C	护理操作技能	5	4	3	2	1
D	科研能力	5	4	3	2	1
E	所学知识的运用能力	5	4	3	2	1
F	团队协作的能力	5	4	3	2	1
G	批判性思维能力	5	4	3	2	1
H	组织管理能力	5	4	3	2	1
I	医患沟通能力	5	4	3	2	1
J	撰写医学文书的能力	5	4	3	2	1
K	幻灯片制作能力	5	4	3	2	1
L	报告展示能力	5	4	3	2	1

B14. 您觉得在 2018 年该教学方法在教学过程使用中存在哪些问题？（多选）

　　□1. 学校的专项经费支持不足

　　□2. 缺乏必要的相关教学培训及学习交流活动

　　□3. 教室等硬件设施限制

　　□4. 缺乏其他教学技术人员（如助教、标准化病人等）的辅助

　　□5. 缺乏合适的教案

　　□6. 备课时间和精力有限

　　□7. 学生的知识和素质还未能达到该教学方法使用的要求

　　□8. 教学班人数过多或过少

　　□9. 缺乏与该教学方法配套的评价体系

　　□10. 受课程学时限制，不利于耗时长的教学模式

　　□11. 传统教育观念根深蒂固，难以转变

　　□12. 跨学科合作加大管理难度

　　□13. 加重学生学习负担，影响教学效果

□14. 加重教师教学负担，影响教学效果

□15. 其他

三、不同阶段教学方法使用情况

B15. 您主要在哪一时期接受医学教育，或者您对哪一时期的教学方法有所了解？

□1. 1949—1966 年（跳转回答 C 部分题目）

□2. 1967—1977 年（跳转回答 D 部分题目）

□3. 1978 年至今（跳转回答 E 部分题目）

（一）C 部分题目（1949—1966 年医学教学方法使用情况）

C1. 您在这一时期（1949—1966 年）主要接受过哪些教学方法，或对哪些教学方法有所了解？（多选，最多选 3 项）

□1. 讲授式教学法

□2. 问题为基础的教学法

□3. 案例为基础的教学法

□4. 团队为基础的教学法

□5. 情景模拟教学法

□6. 床旁教学法

□7. 其他教学法

【根据 C1 题选择的方法跳出 C2 至 C6 的内容】

C2. 在这一时期（1949—1966 年），该教学方法主要在哪个阶段的课程中使用？（多选）

□1. 医学前教育　　□2. 基础医学阶段　　□3. 临床医学阶段　　□4. 临床实践阶段

C3. 在这一时期（1949—1966 年），医学教育课程使用讲授式教学法的频率如何？

□1. 所修的全部课程均使用该方法　　□2. 所修的 75% 的课程均使用该方法

□3. 所修的 50% 的课程均使用该方法　　□4. 所修的 25% 的课程均使用该方法

C4. 在您看来，在这一时期（1949—1966 年）使用该教学方法的原因为？（多选）

□1. 节省教学资源

□2. 对学生基本能力要求低

□3. 响应学校（院）对教学改革的要求

□4. 为了调动学生的主动性和积极性

□5. 为了提高学生对所学知识的运用能力

□6. 为了提高学生团队协作的能力

□7. 为了提高学生的临床技能

□8. 为了提高学生分析问题、解决问题的能力

□9. 为了促进学生互学互教的拓展性学习能力

□10. 为了提高学生医患沟通的能力

□11. 契合多媒体信息技术的应用

□12. 其他

C5. 在您看来，在这一时期（1949—1966 年），该教学方法在帮助学生掌握专业知识、

提升专业能力的效果为？（数值越高，说明效果越好）

编码	指标	效果非常好——效果非常差				
A	基础知识掌握能力	5	4	3	2	1
B	临床技能	5	4	3	2	1
C	护理操作技能	5	4	3	2	1
D	科研能力	5	4	3	2	1
E	所学知识的运用能力	5	4	3	2	1
F	团队协作的能力	5	4	3	2	1
G	批判性思维能力	5	4	3	2	1
H	组织管理能力	5	4	3	2	1
I	医患沟通能力	5	4	3	2	1
J	撰写医学文书的能力	5	4	3	2	1
K	幻灯片制作能力	5	4	3	2	1
L	报告展示能力	5	4	3	2	1

C6. 在您看来，在这一时期（1949—1966 年），哪些因素限制了该教学方法的使用？
（多选，最多选 3 项）

　　□1. 学校的专项经费支持不足

　　□2. 缺乏必要的相关教学培训及学习交流活动

　　□3. 教室等硬件设施限制

　　□4. 缺乏其他教学技术人员（如助教、标准化病人等）的辅助

　　□5. 缺乏合适的教案

　　□6. 教师教学能力有限

　　□7. 教师备课时间和精力有限

　　□8. 学生的知识和素质还未能达到该教学方法使用的要求

　　□9. 教学班人数过多或过少

　　□10. 缺乏与该教学方法配套的评价体系

　　□11. 受课程学时限制，不利于耗时长的教学模式

　　□12. 传统教育观念根深蒂固，难以转变

　　□13. 跨学科合作加大管理难度

　　□14. 加重学生学习负担，影响教学效果

　　□15. 加重教师教学负担，影响教学效果

　　□16. 其他

　　（二）D 部分题目（1967—1977 年医学教学方法使用情况）

D1. 您在这一时期（1967—1977 年）主要接受过哪种教学方法？（多选，最多选 3 项）

　　□1. 讲授式教学法

　　□2. 问题为基础的教学法

　　□3. 案例为基础的教学法

　　□4. 团队为基础的教学法

　　□5. 情景模拟教学法

　　□6. 床旁教学法

　　□7. 其他教学法

【根据 D1 题选择的方法跳出 D2 至 D6 的内容】

D2. 在这一时期（1967—1977 年），该教学方法主要在哪个阶段的课程中使用？（多选）

　　□1. 医学前教育　　□2. 基础医学阶段　　□3. 临床医学阶段　　□4. 临床实践阶段

D3. 在这一时期（1967—1977 年），医学教育课程使用该种方法的频率如何？

　　□1. 所修的全部课程均使用该方法　　　□2. 所修的 75% 的课程均使用该方法

　　□3. 所修的 50% 的课程均使用该方法　　□4. 所修的 25% 的课程均使用该方法

D4. 在您看来，在这一时期（1967—1977 年）使用该教学方法的原因为？（多选）

　　□1. 节省教学资源

　　□2. 对学生基本能力要求低

　　□3. 响应学校（院）对教学改革的要求

　　□4. 为了调动学生的主动性和积极性

　　□5. 为了提高学生对所学知识的运用能力

　　□6. 为了提高学生团队协作的能力

　　□7. 为了提高学生的临床技能

　　□8. 为了提高学生分析问题、解决问题的能力

　　□9. 为了促进学生互学互教的拓展性学习能力

　　□10. 为了提高学生医患沟通的能力

　　□11. 契合多媒体信息技术的应用

　　□12. 其他

D5. 在您看来，在这一时期（1967—1977 年），该教学方法在帮助学生掌握专业知识、提升专业能力的效果为？（数值越高，说明效果越好）

编码	指标	效果非常好——效果非常差				
A	基础知识掌握能力	5	4	3	2	1
B	临床技能	5	4	3	2	1
C	护理操作技能	5	4	3	2	1
D	科研能力	5	4	3	2	1
E	所学知识的运用能力	5	4	3	2	1
F	团队协作的能力	5	4	3	2	1
G	批判性思维能力	5	4	3	2	1
H	组织管理能力	5	4	3	2	1

续上表

编码	指标	效果非常好——效果非常差				
I	医患沟通能力	5	4	3	2	1
J	撰写医学文书的能力	5	4	3	2	1
K	幻灯片制作能力	5	4	3	2	1
L	报告展示能力	5	4	3	2	1

D6. 在您看来，在这一时期（1967—1977 年），哪些因素限制了该教学方法的使用？（多选，最多选 3 项）

☐1. 学校的专项经费支持不足

☐2. 缺乏必要的相关教学培训及学习交流活动

☐3. 教室等硬件设施限制

☐4. 缺乏其他教学技术人员（如助教、标准化病人等）的辅助

☐5. 缺乏合适的教案

☐6. 教师教学能力有限

☐7. 教师备课时间和精力有限

☐8. 学生的知识和素质还未能达到该教学方法使用的要求

☐9. 教学班人数过多或过少

☐10. 缺乏与该教学方法配套的评价体系

☐11. 受课程学时限制，不利于耗时长的教学模式

☐12. 传统教育观念根深蒂固，难以转变

☐13. 跨学科合作加大管理难度

☐14. 加重学生学习负担，影响教学效果

☐15. 加重教师教学负担，影响教学效果

☐16. 其他

（三）E 部分题目（1978 年至今医学教学方法使用情况）

E1. 您在这一时期（1978 年至今）主要接受过哪种教学方法？（多选，最多选 3 项）

☐1. 讲授式教学法

☐2. 问题为基础的教学法

☐3. 案例为基础的教学法

☐4. 团队为基础的教学法

☐5. 情景模拟教学方法

☐6. 床旁教学法

☐7. 其他教学方法

【根据 E1 题选择的方法跳出 E2 至 E6 的内容】

E2. 在这一时期（1978 年至今），该教学方法主要在哪个阶段的课程中使用？（多选）

☐1. 医学前教育　☐2. 基础医学阶段　☐3. 临床医学阶段　☐4. 临床实践阶段

E3. 在这一时期（1978 年至今），医学教育课程使用该种方法的频率如何？

　　□1. 所修的全部课程均使用该方法　　□2. 所修的 75% 的课程均使用该方法

　　□3. 所修的 50% 的课程均使用该方法　　□4. 所修的 25% 的课程均使用该方法

E4. 在您看来，在这一时期（1978 年至今）使用该教学方法的原因为？（多选）

　　□1. 节省教学资源

　　□2. 对学生基本能力要求低

　　□3. 响应学校（院）对教学改革的要求

　　□4. 为了调动学生的主动性和积极性

　　□5. 为了提高学生对所学知识的运用能力

　　□6. 为了提高学生团队协作的能力

　　□7. 为了提高学生的临床技能

　　□8. 为了提高学生分析问题、解决问题的能力

　　□9. 为了促进学生互学互教的拓展性学习能力

　　□10. 为了提高学生医患沟通的能力

　　□11. 契合多媒体信息技术的应用

　　□12. 其他

E5. 在您看来，在这一时期（1978 年至今），该教学方法在帮助学生掌握专业知识、提升专业能力的效果为？（数值越高，说明效果越好）

编码	指标	效果非常好——效果非常差				
A	基础知识掌握能力	5	4	3	2	1
B	临床技能	5	4	3	2	1
C	护理操作技能	5	4	3	2	1
D	科研能力	5	4	3	2	1
E	所学知识的运用能力	5	4	3	2	1
F	团队协作的能力	5	4	3	2	1
G	批判性思维能力	5	4	3	2	1
H	组织管理能力	5	4	3	2	1
I	医患沟通能力	5	4	3	2	1
J	撰写医学文书的能力	5	4	3	2	1
K	幻灯片制作能力	5	4	3	2	1
L	报告展示能力	5	4	3	2	1

E6. 在您看来，在这一时期（1978 年至今），哪些因素限制了该教学方法的使用？（多选，最多选 3 项）

　　□1. 学校的专项经费支持不足

　　□2. 缺乏必要的相关教学培训及学习交流活动

□3. 教室等硬件设施限制

□4. 缺乏其他教学技术人员（如助教、标准化病人等）的辅助

□5. 缺乏合适的教案

□6. 教师教学能力有限

□7. 教师备课时间和精力有限

□8. 学生的知识和素质还未能达到该教学方法使用的要求

□9. 教学班人数过多或过少

□10. 缺乏与该教学方法配套的评价体系

□11. 受课程学时限制，不利于耗时长的教学模式

□12. 传统教育观念根深蒂固，难以转变

□13. 跨学科合作加大管理难度

□14. 加重学生学习负担，影响教学效果

□15. 加重教师教学负担，影响教学效果

□16. 其他

谢谢您的作答！

附表2　医学教育教学方法评估(学生版)

为了全面了解全国高校学生对各类教学方法的接受情况,我们设计了该调查问卷,这对于了解教学方法的使用效果至关重要。对每个问题的回答没有对错之分,您只要把真实的情况和想法告诉我们即可。对您的支持与配合,我们表示衷心的感谢!

我们承诺:所有调查数据只限于课题研究,并对您提供的相关信息给予保密!

××××××课题组

2019 年 2 月

一、被调查者基本信息

A1. 您的学校_____

A2. 您的学校层次为?

　　□1. 985 + 211　□2. 211　□3. 非 985、非 211 的普通高校　□4. 专科院校

A3. 您的性别?

　　□1. 男　□2. 女

A4. 您的身份?

　　□1. 专科生　□2. 本科生　□3. 硕士研究生　□4. 博士研究生

A5. 您的专业?

　　□1. 基础医学类　□2. 预防医学类　□3. 临床医学类　□4. 医学技术类

　　□5. 口腔医学类　□6. 中医学类　□7. 护理学类　□8. 药学类　□9. 其他

A6. 您的专业成绩排名?

　　□1. 专业排名前 15%　　□2. 专业排名前 16% ~ 50%

　　□3. 专业排名前 51% ~ 75%　　□4. 专业排名前 75% ~ 100%

二、教学方法接受情况

B1. 您在 2018 年主要接受过哪种教学方法?(多选,最多选 3 项)

　　□1. 讲授式教学法

　　□2. 问题为基础的教学法

　　□3. 案例为基础的教学法

□4. 团队为基础的教学法

□5. 情景模拟教学法

□6. 床旁教学

□7. 其他教学方法

以问题为基础的教学法：一种以学生为中心、以小组为单位，围绕临床问题进行讨论的教学形式，其核心思想是将问题作为学习和整合新知识的起点。

以案例为基础的教学法：以案例为导向的一种比较传统的教学方法，希望通过教师对特殊案例的分析，帮助学生掌握一般分析原理，进而提升学生独立分析和解决问题的能力。

以团队为基础的教学法：学生根据教师提出的学习目标及所提供的资料，在一定时间内通过收集、整理及分析资料，主动学习相关内容，教师再组织本组学生对其学习情况进行测试，然后进行小组讨论并提出指导意见。

情景模拟教学法：教师提前根据具体的教学内容，设计相应的情景主题，然后分配学生扮演不同的角色，如医生、患者及患者家属等，模拟各种临床情景发生发展过程，让学生感受到真实的临床环境，从而达到获取临床知识、提高临床思维能力的一种教学方法。

床旁教学法：学生在教师的指导下将所学方法用于临床实践的教学过程。

（根据 B1 题选择的方法跳出 B2 至 B8 的内容）

B2. 在 2018 年，以下这些课程有哪些使用了该教学方法？（多选）

□1. 医患沟通　　□2. 循证医学　　□3. 医学伦理学　　□4. 卫生法学

□5. 社会医学　　□6. 卫生经济学　□7. 医学心理学　　□8. 行为医学

□9. 医学人类学　□10. 医用文书写作　□11. 医学史　　　□12. 预防医学

□13. 流行病学　□14. 无

B3. 在 2018 年，以下哪些课程同样使用了该教学方法？（多选）

□1. 生物学与细胞生物学　　□2. 基础解剖学　　　□3. 组织学与胚胎学

□4. 生物化学与分子生物学　□5. 生理学　　　　　□6. 病理学

□7. 医学微生物学　　　　　□8. 医学免疫学　　　□9. 分子医学技能

□10. 药理学　　　　　　　 □11. 病理生理学　　　□12. 临床解剖学

□13. 实验生理科学　　　　 □14. 人体寄生虫学　□15. 医学遗传学　　□16. 无

B4. 在 2018 年，除了上面回答的课程，以下哪些课程同样使用了该教学方法？（多选）

□1. 儿科学　　　□2. 循证医学　　□3. 外科学　　　□4. 妇产科学

□5. 神经病学　　□6. 传染病学　　□7. 全科医学　　□8. 口腔医学

□9. 中医学　　　□10. 医学影像学　□11. 临床核医学　□12. 精神病学

□13. 肿瘤学　　□14. 耳鼻喉科学　□15. 眼科学　　　□16. 皮肤性病学

□17. 诊断学　　□18. 内科学　　　□19. 其他

B5. 您在接受该教学方法时，评价形式一般包括？

□1. 任课教师评分

□2. 学生互评

□3. 学生自评

□4. 任课教师评分与学生互评结合

□5. 任课教师评分与学生自评相结合

□6. 任课教师评分、学生自评与学生互评相结合

B6. 您在接受该教学方法时，教师一般如何评价学生的学习效果？（多选）

□1. 理论笔试　□2. 实践操作考核　□3. 论文考核　□4. 演讲汇报

B7. 教师使用该教学方法对于帮助自己掌握专业知识、提升专业能力的效果评价。（分数越高，说明效果越好）

编码	指标	效果非常好——效果非常差				
A	基础知识掌握能力	5	4	3	2	1
B	临床技能	5	4	3	2	1
C	护理操作技能	5	4	3	2	1
D	科研能力	5	4	3	2	1
E	所学知识的运用能力	5	4	3	2	1
F	团队协作的能力	5	4	3	2	1
G	批判性思维能力	5	4	3	2	1
H	组织管理能力	5	4	3	2	1
I	医患沟通能力	5	4	3	2	1
J	撰写医学文书的能力	5	4	3	2	1
K	幻灯片制作能力	5	4	3	2	1
L	报告展示能力	5	4	3	2	1

B8. 在教师使用该教学方法时，您对教学的评价为？（数值越高，说明效果越好）

编码	指标	非常好——非常差				
A	教学方法和教学内容匹配得当，能有效激起学生学习的主动性和学习兴趣	5	4	3	2	1
B	教师对教学时间安排合理，节奏得当	5	4	3	2	1
C	教师教学准备充分，讲授、点评和解答时内容充实、条理清晰、深入浅出	5	4	3	2	1
D	教师善于启发学生思维、发挥学生学习能动性，注重师生互动	5	4	3	2	1
E	教师对训练、练习、考核等内容和方式设置合理	5	4	3	2	1
F	学生学习积极性高，课堂气氛活跃	5	4	3	2	1

谢谢作答！

参 考 文 献

[1] 陈海平，谢来燕. 学导式教学法在内科教学查房中的应用 [J]. 中国高等医学教育，1999 (5)：55 - 56.

[2] 陈伶利，李杰，程莉娟，等. TBL 教学模式在医学生物化学实验教学中的探索与实践 [J]. 中国医药指南，2011，9 (8)：6 - 8.

[3] 陈曙光. 医务人员服务技巧 [M]. 成都：四川大学出版社，2004.

[4] 陈艳贤. 人体解剖学精讲多练教学法改革尝试 [J]. 中国高等医学教育，1988 (1)：37 - 39.

[5] 程伯基. 医学教师必读：实用教学指导 [M]. 北京：北京大学医学出版社，2010.

[6] 戴冽，莫颖倩，郑东辉，等. 基于团队的学习模式在内科实习教学中的应用 [J]. 中华医学教育探索杂志，2012，11 (6)：634 - 638.

[7] 邓庆华，刘晓颖，张钦源，等. 团队学习模式在药理学教学中的应用 [J]. 现代医药卫生，2010，26 (23)：3676 - 3678.

[8] 冯铁男，李磊，张维拓，等. 临床医生如何开展临床科研的探讨 [J]. 医学与哲学 (A). 2016 (10)：18 - 20.

[9] 冯英，曾园山. 组织学与胚胎学课程应用 TBL 教学的初步探索 [J]. 中国组织化学与细胞化学杂志，2011，20 (4)：377 - 379.

[10] 福建省人民政府办公厅. 福建省人民政府办公厅关于深化医教协同进一步推进医学教育改革与发展的实施意见 [EB/OL]. (2018 - 01 - 16) [2019 - 06 - 17]. http://www.cnmedical-edu.com/show/2/2862.html.

[11] 高晓秋，马武华. TBL 教学法在西医外科学教学中的应用 [J]. 医学教育探索，2010，9 (2)：1230 - 1231.

[12] 葛长荣，周增恒. 对临床医学重点学科建设的几点思考 [J]. 第一军医大学学报，2004 (6)：725 - 726.

[13] 广东省柯麟医学教育基金会. 柯麟医学教育文选 [M]. 广州：广东省柯麟医学教育基金会，2006.

[14] 广东省人民政府网站. 广东省关于深化医教协同进一步推进医学教育改革与发展的实施方案 [EB/OL]. (2017 - 12 - 27) [2019 - 06 - 17]. http://www.cnmedical-edu.com/show/2/2816.html.

[15] 国务院网站. 国务院办公厅关于深化医教协同进一步推进医学教育改革与发展的

意见［EB/OL］.（2017 - 07 - 11）［2019 - 06 - 17］. http://www.cnmedical-edu. com/show/2/2502.html.

［16］何雨晨，谢似平，罗雄，等. 虚拟仿真实验教学在临床思维训练中的应用［J］. 高校医学教学研究（电子版），2019，9（3）：3 - 6.

［17］贺加. 全球化背景下的医学教育发展趋势［J］. 中国高等医学教育，2003（2）：1 - 2.

［18］胡涵锦. 医学人文教程［M］. 上海：上海交通大学出版社，2007.

［19］胡兆华，艾文兵，简道林，等. TBL教学模式的实施过程及其在我国医学教育中的应用现状和前景［J］. 中国高等医学教育，2011（8）：105 - 106.

［20］黄钢，关超然. PBL基于问题的学习（PBL）导论［M］. 北京：人民卫生出版社，2013.

［21］黄钢，陆斌杰，张艳萍，等. 构建以医学生综合能力提升为核心的医学教育新模式：上海交通大学医学院PRICE医学教育模式探索［J］. 中国高等医学教育，2012（9）：1 - 3.

［22］黄睿彦. 中外医学教育比较［M］. 北京：人民卫生出版社，2017.

［23］黄永秋，李剑. 新中国成立初期苏联对我国高等医学教育的影响［J］. 中国高等医学教育，2007（9）：26 - 28.

［24］景玉宏，刘向文，张朗，等. 基于TBL方法的局部解剖学教改方案［J］. 山西医科大学学报：基础医学教育版，2010，12（6）：574 - 576.

［25］康迪，张音，王磊. 中国与美国临床研究资源的对比分析［J］. 军事医学. 2016（4）：338 - 341.

［26］柯杨. 21世纪中国医学教育改革再定位［M］. 北京：北京大学医学出版社，2014.

［27］李鲁. 社会医学［M］. 3版，北京：人民卫生出版社，2007.

［28］李婉，李姮瑛，朱靖华. 老年护理学理论教学与临床实践"双结合"的探索［J］. 卫生职业教育，2019，37（11）：94 - 96.

［29］梁立荣，张迪，褚水莲，等. 三甲综合医院医务人员临床研究方法培训的研究［J］. 中国病案. 2017，18（9）：80 - 83.

［30］林菁艳，庞勇，万勇. TBL教学模式在临床麻醉学教学中的应用［J］. 中国医药导报，2011，8（10）：127 - 128.

［31］刘波，翟玉荣，高原，等. 机能实验学中开展虚拟实验的应用实践及体会［J］. 教育教学论坛，2018（33）：279 - 280.

［32］刘虹. 医学哲学［M］. 南京：东南大学出版社，2004.

［33］刘吉成，张晓杰，云长海，等. 以医学生未来发展为目标的三导向人才培养模式改革探索与实践［J］. 中国高等医学教育，2014（4）：1 - 2.

［34］刘军，张震宇. TBL教学法在妇产科理论课教学中的应用［J］. 中国病案，2013，14（12）：61 - 63.

［35］刘莉萍. VBL - 100医学机能虚拟实验软件在生理学实验教学中的应用与体会

［J］．中国现代教育装备，2016（23）：1－2.

［36］刘学政．高等医学教育管理的研究与探索［M］．北京：高等教育出版社，2016.

［37］刘玉村．医学教育：为实践制定课程［M］．北京：北京大学医学出版社，2009.

［38］卢捷湘，陈服文．院校多层次教学改革［J］．中国高等医学教育，1989（4）：3－5.

［39］卢祖洵．社会医学［M］．北京：科学出版社，2007.

［40］玛格纳．医学史［M］．2版，上海：上海人民出版社，2009.

［41］孟凯，陈坷，罗肖，等．TBL结合虚拟实验在医学机能实验学中的应用［J］．基础医学教育，2019，21（5）：75－77.

［42］穆攀伟，王庭槐，曾龙驿，等．在医学教育中引入以团队为基础教学模式［J］．中国高等医学教育，2011（1）：55－56.

［43］潘懋元，王伟廉．高等教育学［M］．福州：福建教育出版社，1995.

［44］裴旭，张淑林．研究型大学中重点学科的评价探析［J］．教育与现代化，2003，6（4）：532－57.

［45］彭文伟，卢光启，谭绪昌．“自学为主”和“讲授为主”教学方法六年对比性研究［J］．中国高等医学教育，1990（5）：25－29.

［46］秦银河．医学人文讲坛［M］．北京：清华大学出版社，2008.

［47］卿平，姚巡，程南生，等．在八年制医学教育中独立开设PBL课程的探索与实践［J］．中国循证医学杂志，2007，7（5）：397－402.

［48］邱均平．中国高校科研竞争力评价的意义和做法［J］．评价与管理，2004，21（8）：31－40.

［49］施晓光．高等教育全面质量管理体系的构建［J］．教育发展研究，2001，21（7）：39－40.

［50］石亚军．人文素质论［M］．北京：中国人民大学出版社，2008.

［51］史瑞芬．医疗沟通技能［M］．北京：人民军医出版社，2008.

［52］眭依凡．大学校长的教育理念与治校［M］．北京：人民教育出版社，2001.

［53］孙巧妹，肖萍，王淑珍．对医学实习生人文素质培养的探索与实践［J］．重庆医学，2015，44（27）：3876－3877.

［54］孙亚男，朱丹，任敬远．TBL模式在耳鼻咽喉科教学中应用的初步探讨［J］．中国高等医学教育，2011，25（1）：109－110.

［55］唐健．标准化病人辅导临床能力评价方法［M］．北京：北京大学医学出版社，2015.

［56］佟琳，姚华国，张媛莉，等．TBL教学法在重症医学科临床见习中的应用探讨［J］．西北医学教育，2014，22（5）：1013－1015.

［57］童攒，王媛，李长勇，等．留学生生理学理论考试与实验考核成绩的相关性分析［J］．新课程研究，2014（6）：15－16.

［58］万能章．TBL教学法对病理学教学效果的影响［J］．中国高等医学教育，2011（8）：106－107.

［59］万学红．现代医学模拟教学［M］．北京：北京大学医学出版社，2006.

［60］汪青. 国内医学院校 PBL 教学模式的应用现状及问题剖析［J］. 复旦教育论坛，2010，8（5）：88 - 91.

［61］王建安. 最棒医院的 7 堂课［M］. 杭州：浙江大学出版社，2012.

［62］王锦帆. 医患沟通学［M］. 2 版. 北京：人民卫生出版社，2006.

［63］王明旭. 医患关系学［M］. 北京：科学出版社，2008.

［64］王沁萍，陈向伟，李军纪. 我国高等医学教育中 PBL 教学模式应用的研究现状［J］. 基础医学教育，2011，13（12）：1071 - 1074.

［65］王淑珍，戴冽，蒋小云，等. 以团队为基础的教学在医学教育教学中的探索与实践［J］. 高校医学教学研究（电子版），2018，8（6）：3 - 6.

［66］王淑珍. 以团队为基础的学习（TBL）：医学教育中的实践与探索［M］. 南京：东南大学出版社，2015.

［67］王维民. 问题导向学习（PBL）指南［M］. 北京：北京大学医学出版社，2012.

［68］王伟，洪洋，查英，等. 加州大学旧金山分校高级临床研究培训及其启示［J］. 中华医学教育杂志，2016，36（5）：786 - 788.

［69］王学林，曾凡吉，张庆再，等. 在生理学教学中应用学导式教学法［J］. 中国高等医学教育，1993（4）：34 - 35.

［70］王亚峰. 人文社会医学概论［M］. 北京：人民军医出版社，2004.

［71］王亚峰. 医学人文学导论［M］. 郑州：郑州大学出版社，2008.

［72］王燕芳，李会娟. 美国临床研究的现状及发展方向［J］. 北京大学学报（医学版）. 2010，42（6）：621 - 624.

［73］王燕芳. 人才培养，奠定我国临床研究发展的基石［J］. 中国处方药. 2010（4）：10 - 11.

［74］王一方. 医学人文十五讲：名家通识讲座书系列［M］. 北京：北京大学出版社，2006.

［75］魏东海，吴他凡. 开放式多样化医学教育本科人才培养模式研究与实践［M］. 广州：广东科技出版社，2015.

［76］魏屹晗，杨秀珍，孙雨霞，等. "以学生为中心"自主学习教学模式改革的研究［J］. 中国医学教育技术，2016，30（4）：371 - 374.

［77］武阳丰. 如何做好临床研究之我见［J］. 北京大学学报（医学版）. 2010，42（6）：619 - 620.

［78］夏蕙，顾鸣敏，陆斌杰，等. 国内医学院校 PBL 教学的回顾与展望［J］. 中国高等医学教育，2012（9）：6 - 7.

［79］熊观霞，刘敏，张伟红，等. 团队学习模式中教学管理技巧和细节的探讨——临床医学科目开展 TBL 教学的经验分享［J］. 临床医学工程，2011，18（5）：802 - 803.

［80］徐静婷，张亚星，王玲，等. TBL 教学模式在生理学课程中的应用效果［J］. 高校医学教学研究（电子版），2013，3（3）：41 - 45.

［81］徐雯洁. 将慕课引入到中医临床研究方法学教学中的思考和探讨［J］. 继续医学

教育. 2017, 31 (1): 94 -96.

[82] 许冬武, 陈迎红. 医教协同理念下医学教学基地的建设与思考 [J]. 中国高教研究, 2016 (2): 87 -91.

[83] 许劲松. 实用高等医学教育管理学 [M]. 北京: 科学出版社, 2014.

[84] 杨立斌, 孙国栋, 杨琳丽, 等. 以团队为基础的学习 (TBL) 及其在我国医学院校推广的现实意义 [J]. 中华医学教育杂志, 2011 (5): 729 -732.

[85] 杨平. 医学人文科学词汇精解 [M]. 上海: 第二军医大出版社, 2002.

[86] 杨耀防, 夏修龙. 标准化病人 (SP) 应用中若干问题的探讨 [J]. 中国高等医学教育, 1994 (4): 27 -28.

[87] 杨耀防, 张龙禄. 标准化病人 (SP) 在医学教育中的角色扮演及应用 [J]. 中国高等医学教育, 1997 (2): 48 -50.

[88] 于述伟, 王玉孝. LBL、PBL、TBL 教学法在医学教学中的综合应用 [J]. 中国高等医学教育, 2011 (5): 100 -102.

[89] 余风盛, 董泽芳. 高等教育 60 年回顾与展望 [M]. 武汉: 华中师范大学出版社, 2010.

[90] 俞方. 美国医学课程改革历程探索 [M]. 北京: 人民卫生出版社, 2010.

[91] 张大萍. 中外医学史纲要 [M]. 北京: 中国协和医科大学出版社, 2007.

[92] 张大庆. 医学史十五讲 [M]. 北京: 北京大学出版社, 2007.

[93] 张大庆. 中国医学人文评论 [M]. 北京: 北京大学医学出版社, 2009.

[94] 张骏延, 王小钦, 石林, 等. 临床医师对临床研究基本概念的认知问卷调查 [J]. 中华临床医师杂志 (电子版), 2015 (5): 881 -885.

[95] 张龙禄, 吴星原, 杨耀防, 等. 临床技能实验室及标准化病人的应用 [J]. 中国高等医学教育, 1993 (2): 18 -20.

[96] 张人杰. 中外教育比较史纲 [M]. 济南: 山东教育出版社, 1997.

[97] 张晓方, 杨佳, 徐岩, 等. 临床研究方法学学科人才培养模式的探索与创新 [J]. 中华医学教育杂志. 2017, 37 (5): 649 -651, 656.

[98] 张新华, 张天成. 医学人文素质教育导论 [M]. 北京: 人民卫生出版社, 2010.

[99] 张志国. 慕课在机能实验学教学过程中的应用探讨 [J]. 中国继续医学教育, 2015, 7 (31): 6 -7.

[100] 赵琼. 以团队为基础的研究性学习在循证医学课程中的实践 [J]. 中国高等医学教育, 2010 (10): 16 -17.

[101] 赵一鸣, 曾琳, 李楠. 临床研究的四个基本特征 [J]. 中华医学杂志. 2012, 92 (36): 2521 -2523.

[102] 浙江省人民政府网站. 浙江省人民政府办公厅关于深化医教协同进一步推进医学教育改革与发展的实施意见 [EB/OL]. (2018 -01 -19) [2019 -06 -17]. http://www.cnmedical-edu.com/show/2/2868.html.

[103] 郑述铭. 案例教学结合 TBL 教学法在临床见习带教中的运用 [J]. 中医药管理杂志, 2011, 19 (7): 648 -649.

[104] 郑玉衡，蒋鉴新，许为民. PBC 教学中学生非智力因素情况调查分析 [J]. 中国高等医学教育，1989 (2)：33 - 37.

[105] 中华人民共和国教育部官网. 教育部 卫生部关于加强医学教育工作提高医学教育质量的若干意见 [EB/OL]. (2009 - 03 - 17) [2019 - 06 - 17]. http://www. cnmedical-edu. com/show/2/9. html.

[106] 中华人民共和国教育部官网. 教育部国家卫生健康委员会国家中医药管理局关于加强医教协同实施卓越医生教育培养计划2.0的意见 [EB/OL]. (2018 - 10 - 16) [2019 - 06 - 17]. http://www. cnmedical-edu. com/show/2/3251. html.

[107] 中华人民共和国卫生部，中华人民共和国教育部. 卫生部、教育部关于印发中国医学教育改革和发展纲要的通知 [EB/OL]. (2005 - 06 - 17) [2019 - 06 - 17]. http://kns. cnki. net/KCMS/detail/detail. aspx?FileName = YXJY200105000&DbName = CJFQ2001.

[108] 朱金富. 医学心理学 [M]. 郑州：郑州大学出版社，2008.

[109] 朱婉儿. 医患沟通基础 [M]. 杭州：浙江大学出版社，2009.

[110] 邹兵，谢杏利. TBL 教学法在《临床心理学》教学改革中的应用 [J]. 重庆医学，2012，41 (23)：2443 - 2445.

[111] ABDELKHALEK N, HUSSEIN A, GIBBS T, et al. Using team-based learning to prepare medical students for future problem-based learning [J]. Medical teacher, 2010, 32 (2): 123 - 129.

[112] DE CHAMPLAIN A F, MELNICK D, SCOLES P, et al. Assessing medical students' clinical sciences knowledge in France: a collaboration between the NBME and a consortium of French medical schools [J]. Academic medicine, 2003, 78 (5): 509 - 517.

[113] MICHAELSEN LARRY K, KNIGHT A, DEE L. Team-based learning: A Transformative Use of Small Groups in College Teaching [M]. New York: Praeger, 2002.

[114] NIEDER G L, PARMELEE D X, STOLFI A, et al. Team-based learning in a medical gross anatomy and embryology course [J]. Clinical anatomy, 2005, 18: 56 - 63.

[115] PARMELEE D X, DEST EPHEN D, BORGES N J. Medical students attitudes about team-based learning in a pre-clinical curriculum [J]. Medical education online, 2009, 14: 1.

[116] SHELLENBERGER S, SEALE J P, HARRIS D L, et al. Applying team-based learning in primary care residency programs to increase patient alcohol screenings and brief interventions [J]. Academic medicine, 2009, 84 (3): 340 - 346.

[117] THOMPSON B M, SCHNEIDER V F, HAIDET P, et al. Team-based learning at ten medical schools: two years later [J]. Medical education, 2007, 41 (3): 250 - 257.

[118] WANG C, LIU Q. A turning point for clinical research in China? [J]. Lancet. 2013, 382 (9895): 835 - 836.